阅 读 成 就 思 想……

Read to Achieve

U0386034

The
Depression
Workbook for Teens
Tools to Improve Your Mood,
Build Self-Esteem, and Stay Motivated

灯火之下

写给青少年抑郁症患者
及家长的自救书

［美］凯蒂·赫尔利（Katie Hurley）◎ 著

段鑫星 谢幸福 吕凯淇 ◎ 译

中国人民大学出版社
· 北京 ·

图书在版编目（ＣＩＰ）数据

灯火之下：写给青少年抑郁症患者及家长的自救书 /
（美）凯蒂·赫尔利（Katie Hurley）著；段鑫星，谢幸
福，吕凯淇译. -- 北京：中国人民大学出版社，2021.5
ISBN 978-7-300-29283-0

Ⅰ．①灯… Ⅱ．①凯… ②段… ③谢… ④吕… Ⅲ.
①青少年－抑郁症－诊疗 Ⅳ．①R749.4

中国版本图书馆CIP数据核字(2021)第068764号

灯火之下：写给青少年抑郁症患者及家长的自救书

[美] 凯蒂·赫尔利（Katie Hurley）　著

段鑫星　谢幸福　吕凯淇　译

Denghuo zhi Xia:Xiegei Qingshaonian Yiyuzheng Huanzhe Ji Jiazhang de Zijiushu

出版发行	中国人民大学出版社		
社　　址	北京中关村大街31号	**邮政编码**	100080
电　　话	010-62511242（总编室）		010-62511770（质管部）
	010-82501766（邮购部）		010-62514148（门市部）
	010-62515195（发行公司）		010-62515275（盗版举报）
网　　址	http://www.crup.com.cn		
经　　销	新华书店		
印　　刷	天津中印联印务有限公司		
规　　格	148mm×210mm　32 开本	**版　次**	2021 年 5 月第 1 版
印　　张	6　插页1	**印　次**	2021 年 5 月第 1 次印刷
字　　数	110 000	**定　价**	55.00 元

译者序

　　抑郁症是情感性精神障碍类疾病，现已成为人类隐形的心理杀手。抑郁症在青少年中的发生率日益增高，严重影响了青少年的身心健康，甚至导致自伤和自杀，或危及其成年后的生活，给家庭和社会带来了沉重的经济负担和精神痛苦。

　　抑郁症状同样会影响青少年的生活质量，长期的抑郁症状甚至可能发展为抑郁症。研究青少年抑郁症状表征，能够帮助人们对青少年抑郁症状做出相关评估，辅助青少年准确识别、跟踪记录和缓解自身抑郁症状，并在抑郁症自我诊疗方面提供有效的帮助。

　　首先，本书以认知行为疗法、积极心理学等理论为基础，从以下几个方面帮助青少年：

+ 矫正对抑郁症的认知；

+ 正确了解关于抑郁症的相关概念界定及事实；

+ 学会正确调节自身情绪；

✦ 保持积极向上的态度来面对各类生活事件；

✦ 能够正向面对在学校、家庭生活中产生的消极或抑郁情绪、
事件。

其次，本书在压力疏导、情绪引导、自尊建立、保持活力等
方面针对青少年提供了一系列有效措施，以帮助青少年有效缓解
自身可能具有的抑郁情绪、抑郁症状，以期对治疗青少年抑郁症
起到一定的支撑和调节作用。

最后，本书还通过针对青少年生活事件、情绪等方面的测验
设计，来帮助青少年：

✦ 正确识别自身的情绪状态；

✦ 对自身的抑郁程度有一定的评估；

✦ 及时规避来自生活事件中的抑郁陷阱；

✦ 调节心情状态，回归正常生活。

全书共分三部分，涵盖抑郁症相关概念事实界定、青少年情
绪调节以及自尊心建立和动力保持、如何正向面对生活中的抑郁
三大模块。在帮助青少年厘定日常生活中情绪边界的同时，作者
着重通过多种方式、途径，设定丰富且适用的问题选择模式，让
青少年能够结合实际情况，类比择定符合自身的状态模型，从而
得出较为符合自身状况的个人"情绪画像"等，让他们能够在有

效发现问题的基础上，以积极的语言情景促进其能动寻找解决方案，从而在青少年抑郁症诊疗过程中发挥有效作用。

本书由我和我的硕士研究生共同翻译，其中我负责本书的统稿、审校以及第一部分的翻译工作，其余两部分分别由谢幸福和吕凯淇完成。由于水平和时间所限，译作难免出现错漏之处，诚请同行专家及读者不吝指正，以便修订时予以完善。

前　言

　　对每一位经历过或正在经历青少年时期的孩子来说，都是非常艰难的，这个时期压力从许多方向向他们袭来，这种压力会影响他们的思维、感觉和行为。除此之外，青少年的大脑和身体正在经历巨大的变化。面对压力和成长过程，他们有很多事情要做。但有些青少年在青春期会变得挣扎，并可能发展为抑郁症。事实上，每五名青少年中就有一名会在某一时期被抑郁困扰。虽然一段时期的抑郁可能是严重和可怕的，但有抑郁的症状并不意味着你符合治疗师用来诊断抑郁症的标准。多年来和我一起工作的很多青少年都属于这一类。他们表现出一些症状，需要额外的支持，但他们实际上并没有获得临床诊断。

　　然而，任何抑郁症状都很难应对：

✦ 不管睡了多少觉，你依然感到极度疲惫；

✦ 你一点儿胃口都没有；

✦ 总是想吃东西；

+ 你有时感到无助；

+ 你感到愤怒，经常发脾气；

+ 你觉得很沮丧，不想和任何人在一起。

许多人认为抑郁症就是会不停地哭泣，但实际上它更像是愤怒、孤独、无助和疲惫的结合体。抑郁是很棘手的，而且它会有很多伪装。

作为一名心理治疗师，我做青少年的工作已经有 20 多年了。我多次发现，一旦获取了正确的支持，青少年是可以学会应对并战胜抑郁症的。他们可以学习如何管理自己的症状，以及如何令自己感觉更好。

本书使用了基于不同方法的技术，如认知行为疗法和正念疗法，可以帮助青少年学会应对自己的抑郁症并战胜它。第一部分讨论了抑郁症是什么、其症状有哪些，以及青少年应对抑郁症的不同方式。第二部分提供了策略和测试，它将帮助青少年更好地理解抑郁的症状并发现改善自身感觉的方法。第三部分介绍了现实生活中的问题，并提出了处理这些问题的策略。

但本书并不能代替心理治疗师。如果你正在阅读本书，可以把它看作一本抑郁日记，帮助你在与治疗师或医生的谈话中处理你的情绪。研究表明，记日记对于治疗抑郁症是有帮助的。

　　你无须一口气读完本书的所有内容，也不必关注任何特定的问题，只要有需要就可以重新阅读它。或许有些策略对你有用，但其他的可能不行。没关系，请采用适合你的方式并继续尝试。

　　记住，尽管你可能偶尔会感到孤独，但绝不可能一直孤独下去。

目 录

第一部分

尽早发现青少年的抑郁倾向

我们对抑郁症一直感到很困惑，了解抑郁症是学会如何控制抑郁症状的第一步。通过本部分的学习，你将掌握抑郁症的概念、常见症状和应对策略，以便更好地了解本人的抑郁情况，学会如何开始控制它。

第 1 章

抑郁症真的很可怕吗：对抑郁症的正确认识

抑郁症是什么

青少年抑郁症并不只是情绪低落那么简单，这是一种严重的情绪障碍，它会严重影响他们的思维方式、感觉和行为方式，它会在他们的家庭、学校和社交生活中造成问题。

当你抑郁时，你可能会感到极度绝望，比如会产生乌云将永远遮盖住阳光的无助感；你可能会觉得你无法起床积极面对新的一天；你甚至会觉得你是唯一有这种感觉的人，不可能有人感同身受，这恰恰是抑郁导致的。但事实上，你并不孤单。

在美国，抑郁症是最常见的心理健康问题之一。依据美国国家精神卫生研究所（National Institute of Mental Health）2017 年的数据，大约有 13% 的青少年（230 万）患有临床抑郁症。下次你

坐在教室里的时候不妨留意一下周围，很可能有不少你的同龄人
也在与不健康的情绪做着一场无声的斗争。

"抑郁"这个词很容易被过度使用。当你的朋友对不顺心的事
情感到不安或沮丧时，比如输掉了冠军赛或是大考失利，你可能
会听到朋友说："我心情糟透了。"但那并不是抑郁。自我感觉很
低落是对令人悲伤或沮丧事件的一种正常反应，但临床抑郁症则
大不相同。

临床抑郁症给人的感觉是它完全掌控了你的生活，且很难用
语言来表达。有些青少年把它描述为就像一个人孤零零地生活在
黑暗之中，生活在一个乌云密布和充满厄运的环境之中；有些青
少年觉得，他们无法逃避悲伤或不快。但关于抑郁症，有一个令
人困惑的问题：它非常棘手，而且带有很多面具。一些青少年会
说他们感到极度悲伤，但另一些人却说他们一点也不难过。大多
数时候，他们都会感到愤怒和烦躁，即便是一些小事也会让他们
暴跳如雷；或者他们可能会感到空虚，就好像他们没有任何感觉
一样。

青少年之间的差异性非常大，所以青少年有不同的抑郁经历
也就不足为怪了。如果你觉得有什么不对劲，而且没能及时好转，
最好与你的父母、你信任的老师、学校心理辅导员或其他成年人
谈谈你的想法。虽然，在某些时候有着"忧郁"的体验很正常，

但如果你觉得你无法摆脱忧郁，或者当你开始感到低落的情绪变得更低、更加难以排解时，你应该马上向别人倾诉。

来自外部的重压

对于青少年而言，一天当中会面临来自多方面的压力。2019年，美国心理学会（American Psychological Association）就美国人的压力做了一次采访调查，调查的数据显示，青少年的压力水平大约和成年人的压力水平相当。调查结果如下：

+ 31%的青少年感到压力过大；

+ 30%的青少年因压力而感到悲伤或沮丧；

+ 36%的青少年因压力而感到疲劳；

+ 25%的青少年因压力而食欲不振。

当压力降临时，他们的情绪会从悲伤转向愤怒，或者介于两者之间的某种状态。有时候这些转变是渐进的，有时候却很突然。他们可能会度过美好的一周并且感觉一切都十分顺利，但接下来的一周却可能会感到十分迷茫或者沮丧。这种状态是正常的。

不正常的是，这些感觉始终挥之不去，甚至还会愈发强烈，以至于令你感到无助或绝望。如果发生这种情况，那你就有可能抑郁了。好消息是，你完全可以消除这种情绪，因为你对这一情绪的控制能力要比你想象的强大得多。

找到你的压力源

压力有着各种各样的来源，了解是什么造成了青少年的压力很重要。从学校里的争端到家庭问题再到社会问题等，压力不仅使他们很难享受日常生活，还可能导致抑郁症状的出现。学会应对压力的第一步是弄清楚压力的来源。

表 1–1 列出了一些常见的引发青少年压力的因素，圈出影响你的部分。如果你想到其他不在这张清单上的因素，请在空白行处写下来。你越了解压力的来源，就越能更好地学会以健康的方式解决它。

表 1–1　　　　　　　　　常见的引发青少年压力的因素

家庭作业负担过重	与朋友相处不愉快	运动项目成绩不满意
遭受欺凌	遭受网络欺凌	来自父母的压力
遭受社交媒体上网友的攻击	遭到拒绝	约会失败
课外活动不顺心	失败	期望落空
高考成绩不理想	失望	健康出现问题
家庭出现问题	兄弟姐妹之间的纷争	考试成绩不理想

在此处写下你自己的其他方面的压力源：

_____

导致抑郁症的原因

目前尚不完全清晰到底是什么导致了抑郁症，但可能涉及各种各样的问题。导致抑郁的问题的原因因人而异，一名青少年可能会在经历一个具有挑战性的生活事件（比如家人去世）后变得抑郁；而另一名青少年可能在处理与其他人的社交方式时或因家族遗传（极有可能，但不绝对）而产生抑郁。但是，把两个不同的青少年放在一起做比较并没有什么意义，因为每个人都在以自己的方式体验生活。

以下是有助于了解抑郁症的可能原因。

✦ **遗传学**。抑郁症在血缘亲属中更为常见。如果你的父母或祖父母患有抑郁症，你也有可能得抑郁症。

✦ **大脑介质水平**。神经递质是大脑中的一种化学物质，它向你的大脑和身体的其他部分发送信号。当这些化学物质异常时，便可能会引发抑郁症。

✦ **童年创伤事件**。童年时期的创伤经历，如父母去世或目睹暴力行为，会导致大脑发生变化，从而增加患抑郁症的概率。

+ **荷尔蒙。** 在青少年时期，荷尔蒙的变化可能会引发一些青少年患上抑郁症。

+ **消极思维模式。** 在应对挑战时感到无助，而不是感到有能力和有自信，这与青少年抑郁症有关。

记住，这些都是导致抑郁症的可能原因。事实是你可能不会知道自己抑郁的确切原因到底是什么，因为抑郁症本身是非常复杂的。

患上抑郁症的危险因素

危险因素能在某些时候让你有患抑郁症的风险。如果你感到沮丧，你可能想知道你是正在经历临床抑郁症，还是只是正常的青少年心情的起伏。这就是思考危险因素的好处所在。如果你能确认自身危险因素的存在，便能从中得到帮助来防止抑郁的进一步发展，而不是等待危机变成现实。

看看如表 1–2 所示的抑郁症的危险因素，请圈出或突出标记那些符合你的危险因素。如果你不确定其中的一些风险是否存在，请你的父母或可信赖的成年人和你一起讨论一下。请记住，尽管成年人有可能经历过心理健康方面的问题，但并不意味着他们会因此而寻求帮助，或是与他人分享他们所经历的细节，所以有时很难确定我们的祖父母是否患有抑郁症。

表 1–2　　　　　　　　　　　　抑郁症的危险因素

缺少自尊	同伴关系出现问题	长期受到欺凌	肥胖
精神健康出现状况	身体遭受虐待（过去或现在）	遭受性虐待（过去或现在）	有学习障碍/多动症
患有慢性病	自我否定	完美主义	过度依赖
家庭破裂	酒精、毒品和/或尼古丁滥用	有抑郁症家族史	有自杀家族史
父母离婚	有家庭成员死亡	与父母或监护人分开	家庭成员之间发生冲突

　　如果你在表 1–2 中圈出了一些危险因素，请不要担心。存在危险因素并不代表着你一定会患上抑郁症，危险因素只是作为一些有用的参考信息。当你意识到风险存在时，你就可以做些什么了。

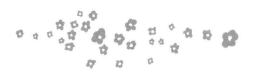

第 2 章

抑郁症对青少年有什么影响

如果不及时治疗抑郁症，则可能引起一系列并发症。抑郁症会导致行为、情感和健康问题，从而影响青少年的家庭生活、日常工作、学习和社会关系。

行为发生改变

当你情绪低落时，你可能一整天都只想躺在床上。偶尔因为生病缺课并没什么大不了的，但是如果你缺课过多，便会耽误课程学习，从而影响你的成绩并且很难跟上进度（这会给你带来更大的压力）。你可能还会错过参加自己的体育运动项目、其他自己喜欢的活动，以及与朋友结伴游玩的机会。这会影响你的社交生活并降低你享受青少年时光所带来的美好感受。

即使没有躲在卧室里，你也可能会以其他方式改变你的行为，从而影响你的生活。有些抑郁的青少年拒绝做作业或交作业；有些青少年则去尝试从事危险行为，如鲁莽驾驶或尝试不安全的性行为；有些青少年则把大量的时间花在玩电子游戏、沉迷社交媒体、观看视频和综艺节目上；甚至有些青少年开始接触毒品、酒精或尼古丁。

抑郁也会影响你的注意力和记忆力。你可能会发现自己在上学的时候完全走神了或者记不住事情，这使你很难有效学习并及时完成作业。

情绪产生变化

虽然，大多数人认为抑郁实质上是一种悲伤的情绪，但青少年在抑郁时通常会感受到强烈的愤怒或易怒（或两者兼有）。你可能会发现，自己会对你关心的人发火，或者你可能会毫无理由地情绪爆炸。

抑郁会导致绝望和无助感，甚至引发自杀念头。它会让你感到悲伤、焦虑和不知所措。但一定要记住，这些感觉不是永久的。只要与可以帮助你的人分享你的感受，你就迈出了战胜抑郁的第一步。

青少年患上抑郁症后，会产生各种难以摆脱的念头，这些念头被称为侵入性想法。当你感到沮丧时，你可能会变得过于敏感或对自己非常挑剔。一次小小的失败，例如在考试中不及格，可能会让你有种天都塌下来的感觉，就像它将改变你的一生似的。你可能只想待在家里，停止做平常该做的事情，避开平时会见到的人。但是，将自己与他人隔离会引发强烈的孤独感，并使你感到更加孤立。

健康出现问题

许多青少年抑郁时会食欲不振。你的食欲随着你的年龄增长而变化是正常的，但如果你觉得你不再有饥饿感，那可能是抑郁症的症状。我们每天需要给自己的大脑补充能量，这就意味着要膳食均衡并喝足量的水。如果抑郁使你不能正常饮食，那么你的情绪可能会更加低落。

抑郁还会导致睡眠问题。你可能发现自己的睡眠变差或者嗜睡，睡眠出现问题会影响你的情绪、反应、专注力、记忆力和身体健康。当你空腹跑步时，你更容易生病。

当你抑郁时，你会感到疼痛和痛苦。压力水平和情绪的变化会导致一个人在白天经常紧张不已。这种状态会导致肌肉酸痛（如腿部酸痛）和其他疼痛症状的出现（如颈部僵硬或酸痛）。

有些青少年在抑郁时会尝试使用尼古丁、酒精或毒品，这些物质可能会帮助你暂时缓解情绪问题，但却可能会导致长期的健康问题（例如罹患癌症或对重要器官造成损害）。你需要了解的是，酒精和毒品同样会引发抑郁症，这是一个可怕且危险的循环。

青少年抑郁症的常见症状

很难说清青少年抑郁症与青少年正常情绪起伏之间的区别。请看表2–1所示的青少年抑郁症的常见症状清单，圈出或突出标记你上个月经历的任何症状。

表 2–1　　　　　　　　青少年抑郁症常见症状清单

情绪低落	悲伤/不快乐的感觉	睡眠困难
嗜睡	对任何活动都失去兴趣	疲劳
内疚	饮食习惯发生重大变化	行为鲁莽
难以集中注意力	感到自身一文不值	愤怒
决策困难	疼痛和痛苦	易怒
头疼	自我孤立	胃疼
感到无助	想到死	自伤
消极的感觉	产生自杀的念头	健忘
不好好照顾自己	感到失望	哭了很多次
逃学	懒得参加运动项目或爽约	躁动不安
与家人发生冲突	与朋友吵架/疏远朋友	喝酒
沾上毒品	吸烟	成绩差

在接下来的一周，通过填写症状日志来跟踪记录你遇到的任何症状。从中你是否发现符合自身的描述？你的相关症状是有所增加还是减少？

症状日志

星期一

_____

_____

_____

_____

_____

星期二

_____

_____

_____

_____

_____

星期三

_____

_____

_____

_____

_____

星期四

_____

_____

_____

_____

_____

星期五

_____

_____

_____

_____

_____

_____

星期六

_____

_____

_____

_____

_____

星期日

_____

_____

_____

_____

_____

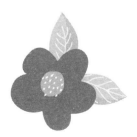

第 3 章

如何判断青少年是否患上了抑郁症

很难将抑郁的症状与影响青少年的正常压力和情绪波动区分开。请完成如表 3-1 所示的测评，以确定你是否有抑郁症的症状。如果你认为自己是，请立即告诉你的家长。

〖 小测试 〗你真的患上抑郁症了吗

表 3-1　　　　　　　是否有抑郁症症状的自我测评

回答下列问题后选择"是"或"否"。如果你不确定答案，请不要勾选	是	否
你是否对以前曾喜欢的活动提不起兴趣了		
在过去的两周（或更长时间）内，你是否经常感到悲伤、愤怒或烦躁		
你晚上入睡困难吗？还是你最近睡得太多		

续前表

回答下列问题后选择"是"或"否"。如果你不确定答案，请不要勾选	是	否
你的食欲有没有比较大的起伏变化（吃得很少或太多）		
你是否难以集中精力		
你是否觉得生无可恋，没有人可以帮助你		
你经常头痛、胃痛或肌肉酸痛吗		
你是否已经沾上了毒品或酒精		
你是否有"没人会在意我的死活"的想法，或者你是否考虑过自杀		
你是否曾有自伤行为以缓解情绪上的痛苦		
现在，计算"是"的数量。找到与你的分数相对应的描述		

0~3 项选择"是"：

你可能存在一些抑郁症的症状，但它们可能与应对压力和压力的正常起伏有关。留意这些症状对你而言非常有帮助。连续几周记录你的症状。如果你发现有任何新症状的出现或是当前症状变得更加严重，则应考虑寻求心理咨询师或精神科医生进行更专业的评估。

3~5 项选择 "是"：

你可能存在轻度至中度的抑郁症状。你需要与你的父母或其他你信任的成年人谈谈你的感受，并寻求任何可以获得的帮助。可能学校里的某位心理辅导员能为你提供帮助，或者也可能会介绍你放学后去其他人那里寻求帮助。记住，那些现象的存在是没问题的，并且导致这些现象出现的原因错不在你。在正确的引导下，你可以渡过难关。

5 个或更多项选择 "是"：

你可能存在中度到重度的抑郁症状。如果你尚未获得有效的帮助，则应立即开始寻求帮助。抑郁症不会自行消失，但是如果治疗得当，你可以学会控制抑郁症的症状并再次能够享受生活的乐趣。

注意： 此测评仅用于帮助你评估自己的情绪状态以及你现在的感觉。简短的测试（书中的小测试或网上测评）不应该用于临床诊断。请记住，与父母或你信任的某一个成年人交流你的症状非常重要。抑郁症不应该作为一个秘密而被隐藏。

生活实例

斯黛西

斯黛西尝试把每天清晨当作一个新的开端来积极面对生活，就像她的父母不断告诫她的那样，但总会有一些事情阻碍着她。斯黛西晚上很难入睡，因此便将手机偷偷拿到床上观看 YouTube 上的视频，直到昏昏睡去。因为每天晚上睡得很晚，这让她很难在早晨及时醒来，她几乎从来没有听到过自己上的闹钟声或父母敲门的声音。唯一能让她醒来的办法就是她妈妈站在她的床边大声喊她要迟到了。

起床晚意味着她没有时间吃早餐，因此她通常会在上学途中吃水果。她知道自己在第一节下课后会很饥饿，但她对此却无能为力。她艰难地度过每一天。她会因为没有及时完成家庭作业而受到批评，也会因为朋友对她表露出的轻蔑表情而念念不忘，并因此害怕足球训练。等到她晚上终于回到家的时候，她早已痛苦不堪，无法想象再经历一次这么痛苦的一天会是什么感受。她向妈妈和姐姐大发了一通脾气，以至于气得把手机扔到地上摔坏了手机屏，此时她的内疚感就会向她袭来，当这种恶性行为结束后便又开始了下一个循环。她什么事情都做不好，并对此感到非常无助。

乔希

乔希曾经无忧无虑地生活着。他是校棒球队的明星球员，功课成绩也一直很好，并且有很多朋友。在他上高中时，他们家搬到了美国的其他城市。他觉得融入新的学校似乎不太可能，校棒球队已经有了几位明星球员了，而他在以前的学校上的是尖子班，而新学校的尖子班的名额也已经满了。

乔希发现，自己在大部分时间里都是独处。他每晚会花几个小时上网与他的老朋友们一起玩游戏，但他的朋友总是说一些他不明就里的笑话，或是聊一些与他无关的事情，所以他总是感到被边缘化了。他几乎每天都会头疼，而且经常逃课。他的学习成绩因此而下降，但他并不在乎。他甚至懒得参加棒球队。家庭晚餐他几乎都不会参加，因为他没什么胃口，他一心只想睡个好觉。

艾莉

艾莉在学校学习非常努力。她知道自己只有取得出色的成绩才能进入一所好大学。她还知道自己需要加入社团，通过多参加一些课外活动来实现自己的目标。持续的忙碌使她疲惫不堪，但她始终面带微笑，并拥抱每一个到来的机会。

但是，她在家里却变成了另外一个人。她可能会花数小时的时间浏览自己的社交媒体。她根本不想与家人或朋友待在一起。她总是脾气暴躁，经常抱怨肚子疼。她妈妈因此非常担心，所以还带她去看了医生。在与艾莉谈论她在学校的压力时、对大学申请的恐惧以及繁忙的日程安排后，医生初步诊断艾莉可能患有抑郁症。医生建议艾莉减少自己的日程安排，每天开始一定量的运动，并采取必要的治疗手段来消除她对未来的负面情绪。

抑郁症的迷思与真相

关于抑郁症有很多迷思，了解其中的真相很重要（详见表3-2）。

表3-2 有关抑郁症的迷思与真相

迷思	真相
抑郁症的问题都集中在脑海之中，并不是真正的医学问题	抑郁症是一种真实而严重的疾病，会产生生理和情绪两方面的症状
如果你能够积极面对，就可以摆脱抑郁症	抑郁症是由于生物或环境因素导致大脑结构或功能改变的结果，不会仅仅通过喊"振作起来"这种简单的口号便能够解决，你需要接受专业治疗

续前表

迷思	真相
谈论抑郁症会使情况变得更糟，因为这会使你专注于负面情绪	感觉孤独和害怕大声说出你的想法比谈论你的抑郁症更危险，克服消极思维的最好方法是和理解你并能帮助你的人交流
当生活中发生巨大变故时，抑郁症才会随之而来	抑郁症不需要一个巨大的负面事件，它随时都可能发生，即使某些事情看似正常
如果我保持积极心态，我的抑郁症就会好转	如果不及时进行治疗，抑郁症的症状可能会持续数周、数月甚至数年，抑郁症也会引发自杀的念头，大多数人通过治疗确实会有所好转
青少年不会患有"真正的"抑郁症	抑郁症可以影响任何人，不受年龄、种族或性别的限制
只有自杀的人才需要药物治疗	很多抑郁症患者都是通过药物来获取帮助的。药物可以帮助你减轻甚至消除你的抑郁症状

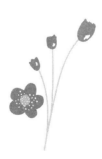

第 4 章

青少年患上抑郁症怎么办

学习应对抑郁症的有效策略需要时间，而且并非每种策略都适合所有人，这就是为什么本书要提供各种措施给青少年读者参考的原因。你将能够尝试不同的解决方案，然后找出哪一种方案适合你，哪一种并不适合你。

许多青少年在没有意识到的情况下陷入消极的应对方式。消极的应对策略往往只是看似有效的"速效药"，但从长远来看，它们实际上会使情况变得更糟。当你使用的各种方法组合在一起时，它们便构成了你的应对方式。自我孤立是一种会令你症状加剧的手段。抑郁会让你感到自己需要独处，但实际上你非常需要与他人保持联系，取得他们的支持以渡过难关。逃避是另一种常见的策略，但问题是你无法永远逃避那些你必须要面对的人或事（例如学校、家人或朋友）。你逃避的时间越久，事情就变得越来越难以解决。有时候青少年还会摄入酒精或吸食毒品来麻痹他们的症状。但使用这些物质会严重危害健康，药物和酒精是一种镇静剂。
镇静剂是一种减少中枢神经系统（包括大脑）活动的药物。其结
果是，当兴奋消失后，你会感觉心情比以前更加低落。另一个应
对策略是做出冒险行为，例如超速驾驶、进行频繁的和不安全的
性行为以及寻求危险刺激的活动。所有这些消极的应对方式都会
使你的生命置于危险之中。

随时随地寻求帮助

如果你有自杀或自伤的想法，或者感到沮丧，甚至无法起床
面对新的一天，或者感到绝望或无助，则需要立即寻求帮助。你
可以通过寻求本地或全国预防自杀热线等多种方式获得帮助。

击败抑郁症

就像抑郁症没有单一的致病因素一样，也没有一种快速的方
法可以治愈它。好消息是，青少年可以通过很多方法获取帮助。
在校期间，许多学校都设有专门的心理辅导员负责咨询工作。你
也可以要求你的父母请一位专门针对青少年的心理治疗师。心理
治疗师将帮助你一起有效应对消极的想法，通过对消极想法进行
分析，从而找出健康的应对方法。此外，你也可能需要一段时间
的药物治疗。如果你参加了团体治疗，则会让你在治疗时遇到其
他类似问题的青少年，这对你而言或许是有益的。在你的生活中，

有理解你正在经历的人确实会有所帮助。

无论你要面对的抑郁症程度如何（轻度症状、中度症状或临床抑郁症），一旦开始阅读本书就是迈出了学习健康应对策略和采取积极行动的第一步，这将使你感觉更好。尽管有时你可能会感到非常艰难，但我相信你一定会挺过去的。

你会感觉更好的

在这本书中，我会要求你做一些测试，这其实是一种帮助你停下来思考一下正在经历的事情，以及如何应对的方法。基于认知行为疗法（一种专注于你的思想和态度如何影响你的感觉和行为的疗法）、正念和积极心理学的活动和策略，将帮助你理解抑郁症，并帮助你构建自己的健康应对策略模式。

〖小测试〗你的应对方式正确吗

你如何处理生活中具有挑战性的事件就是你的应对方式。你知道自己的应对方式是怎样的吗？不妨进行下面的小测试，选择最适合你的描述。

1.　有一门重要的理科考试即将开考，但你因故缺了几天课，跟不上进度，你不知道从哪里开始。你会：

A. 玩电子游戏或浏览一下社交媒体以减轻压力；

B. 躲在房间里，等着压力自行消失；

C. 将考试资料分为几部分再开始复习；

D. 和家人吵一架；

E. 请朋友帮助你学习。

2. 你被学校篮球队裁掉了，但是你的两个好朋友却没有。你会：

A. 约上几个朋友一起出去；

B. 关掉手机，狂看你最喜欢的电视节目；

C. 和你信任的人谈谈，发泄一下你失望的情绪；

D. 和朋友出去喝酒；

E. 找教练谈谈你的比赛。

3. 浏览社交媒体时，你竟然发现一群朋友出去玩却没叫你。你会：

A. 说服你的兄弟姐妹和你一起去看电影；

B. 回到你的房间锁上门；

C. 做一些锻炼；

D. 给他们群发短信，让他们知道你已经知道这件事了；

E. 向好朋友倾诉自己被冷落了的感受。

4. 终于可以查考试成绩了，你却发现成绩下滑了很多。你感到很沮丧，担心父母知道这件事。你会：

A. 先和朋友一起吃晚饭，稍后再想怎么办；

B. 找一个你可以独自思考的地方；

C. 好好规划下一个阶段的学习目标；

D. 把朋友借给你的电子烟拿出来吸上几口；

E. 和你的班主任或辅导员约个时间见面聊聊。

5. 你的父母责怪你没做自己该做的事情，压力使你烦躁易怒。你会：

A. 看很多 YouTube 上的视频；

B. 尽可能拖长遛狗的时间；

C. 使用朋友们一直在谈论的冥想 App；

D. 对父母大吵大闹，直到他们让步为止；

E. 向父母寻求帮助。

6. 比赛中教练认为你在训练中没有努力，你被罚下当替补。你会：

A. 和其他朋友一起坐在长凳上打发时间；

B. 假装生病，不去赛场。

C. 赛前训练早到，以便获得额外的训练时间；

D. 对队友说一些风凉话，发泄你的沮丧；

E. 问教练你可以做些什么才能赢回你的首发位置。

7. 你父母又吵了起来，你感到压力很大。你会：

 A. 戴上耳机，在线观看一场音乐会；

 B. 用被子蒙住头，等待争吵结束；

 C. 列一张家庭幸福记忆的清单；

 D. 割伤自己来缓解内心的痛苦。

 E. 给其他家人打电话或发短信帮助你渡过难关。

8. 和你约会了几个月的朋友在春季舞会前夕突然和你分手了。你会：

 A. 多参加课外活动，让自己忙起来；

 B. 把音乐调大，把自己关在屋里不让别人进来，你可不想博

 得他们的同情；

 C. 拿起你的日记本，一直写到手酸为止；

 D. 服用让你感到疲劳的药物，并且在服用后检查一段时间；

 E. 和你的父母或好朋友聊聊。

 现在统计一下你的选项，并将它们与相应的描述相匹配。看

看你的应对方式是什么。

 大部分选 A：

 如果你选的大多是 A，说明你遇到困难时很擅长分散自己的注

意力。分散注意力有时是一种有效的应对方式，特别是当分散注

意力的方法是积极的（比如看电影或者和朋友出去玩）。但是，学

习处理你的情绪的策略也很重要。如果你总是选择分散注意力，你就会压抑自己的情绪，但它们最终会出来的。所以，你需要学会如何应对它们。

大部分选 B：

如果你选的大多是 B，那么当你面临压力或处理棘手的事情时，你更喜欢独处。给自己留点时间有益健康，但也会让你感到孤独。因此，你要平衡好独处和群体活动的时间，避免产生孤独感。

大部分选 C：

如果你选的大多是 C，说明你在自己的"工具箱"里已经储备了一些很好的应对方法，比如写日记和寻找解决问题的方法。你需要继续合理地表达情绪，并探寻解压的方法。

大部分选 D：

如果你选的大多是 D，那么你需要养成健康的习惯。很多青少年不知道如何应对压力和心理障碍，因此做出了不健康的选择（比如喝酒和吸电子烟）。在困难时期，你需要找一个值得信任的成年人来帮助你。

大部分选 E：

如果你选的大多是 E，说明你很擅长寻求帮助。当你遇到困难时，你会向你信任的人求助，帮你解决问题。拥有外部支持固然很好，但是学习一些独立的应对方式也很重要。当你学会自己解决问题时，你会更加自信。当然，要顺利度过充满挑战的青少年时期，最好的方法是将自己的应对方法与强大的外部支持系统很好地相结合起来。

　　抑郁会让你产生它占据了你的整个生活的感觉，就像它吸走了你的能量一样。但事实并非如此。通过学习，你可以了解这些症状以及它们是如何影响你的日常生活的。你可以勇敢面对自己的消极想法，并积极寻找应对方式。你还可以使用健康有效的策略来控制抑郁症。你不可能在一夜之间取得成功，因为这是一个长期的过程，并且在过程中会遇到各种困难。但是，如果你持续努力并不断寻求帮助，你一定会感觉逐渐好转。现在，就让我们开启抑郁康复之旅吧。

第二部分

帮助青少年战胜抑郁症的应对策略

不断地练习健康的应对策略是学习克服挑战的好方法。那些认为自己能解决问题的青少年，通常不太可能感到抑郁。

在本部分，你将了解自己当前应对问题的方式，并且练习新的策略来帮助你应对不断变化的情绪、压力等导致的心理障碍。你还将学习如何增强自尊心，激发活力。

第 5 章

情绪低落、无意义感，该怎么办

当你应对抑郁情绪时，回归到最基本的状态是非常重要的。由于睡眠、营养、锻炼和压力管理的好坏在缓解还是加重抑郁中发挥着重要作用，所以膳食和时间管理对你来说很重要。你知道你的日常选择是如何影响你情绪的吗？

阅读以下描述，判断一下这些行为是不健康的还是健康的，然后在□内打钩，并与答案进行核对。

〖 **小测试** 〗你的行为是否健康

1. 你睡过了头并且离数学考试开始只有 20 分钟。你从冰箱里拿出一瓶功能性饮料用来快速提神，匆匆去考试了。考试结束后，你在自助餐厅吃了早餐。

   □不健康　　　□健康　　　□不确定

　　答案：不健康。功能性饮料含有大量的咖啡因和糖分。当你处于压力下时，喝功能性饮料是错误的。在某些情况下，高咖啡因会影响你的血压和心率。一个更好的选择是冰水和一个香蕉（或者其他可以在路上吃的水果），它们可以在考试前为你提供一些能量。

2. 你筋疲力尽地从剧院彩排回家，吃完晚饭后已经是晚上 9 点了，但你还有作业要做。你一直写到晚上 10 点，然后把第二天起床的闹钟设得稍微早了一点。

　　☐不健康　　　　☐健康　　　　☐不确定

　　答案：健康。强迫自己熬夜不是个好方法，睡眠会影响你的抑郁。青少年每天需要九到十个小时的睡眠。睡眠不足会让你感到注意力不集中、烦躁不安、不知所措。当你筋疲力尽的时候，你也很难做到最好。你需要睡个好觉，早上再重新开始。

3. 快期末考试了，你临时抱佛脚。你在房间里布置了一个学习小天地。这里面有你需要的所有东西，包括几包你最喜欢的橡皮糖可以用来奖励努力学习的自己。

　　☐不健康　　　　☐健康　　　　☐不确定

　　答案：不健康。虽然你可以适度地奖励自己，但学习时吃大量的糖最终会扰乱你的情绪。你可能刚开始会觉得精力充沛，但之后就会崩溃。你不必一直抵制你最喜欢的美食，但你必须学会适度享用它们。可以试着把一包杏仁或葵花籽（富含维生素 B）和一块黑巧克力（也含有维生素 B）作为替代品。

4. 当你的朋友不停地抱怨困扰她的琐事时，你感觉到你的压力越来越大。你找借口去洗手间，边走边深呼吸。

　□不健康　　　　　□健康　　　　　□不确定

　　答案：健康。当你的朋友需要发泄时，支持他是很重要的，但你也需要知道你自己的极限。如果你被朋友的抱怨所激怒，你可能会说一些刻薄或毫无帮助的话。深呼吸（吸气 4 秒，保持 4 秒，呼出 4 秒）让自己平静下来，然后想想你该如何向他表达你对他的支持。

5. 你和你的朋友参加了一个聚会，有人敬你一杯酒，你接受了。一杯酒不会造成太大的伤害，对吧？

　□不健康　　　　　□健康　　　　　□不确定

　　答案：不健康。酒精和毒品是镇静剂（降低大脑活动的药物）。在社交场合饮酒或吸毒（即使只有一次）会使你的症状恶化，并形成一种不健康的应对方式。

6. 你本应该和家人一起去徒步旅行，但是当你醒来的时候，你觉得萎靡不振。所以你取消了旅行，蜷在沙发上看电影。

☐不健康　　　☐健康　　　☐不确定

答案：不健康。有时，抑郁会让你想躲藏起来逃避这个世界，但实际上运动能改善你的情绪，减轻你的症状。如果长时间的徒步旅行让你感觉难以接受，你可以和朋友或家人在附近散步或骑自行车。即使是少量的运动也会起一些作用。

7. 你和父母吵了一架，你觉得在他们无休止的唠叨中自己无法休息。你对他们大发雷霆，冲回房间写日记，直到手受伤为止。

☐不健康　　　☐健康　　　☐不确定

答案：健康。虽然吼叫和愤怒不太恰当，但可以把你从消极的状态中解脱出来，用一种健康的应对方式（写日记）是一个好方法。当每个人都冷静下来之后，你再来处理当前的情况。

8. 你终于有了一个没有任何负担、完全由自己支配的下午。你会一直玩电子游戏直到感到无聊，然后一直刷剧，一天就这样过去了。

☐不健康　　　☐健康　　　☐不确定

答案：不健康。你可能听过成年人开玩笑说"一直刷剧刷到爽"，但这实际上会影响青少年大脑的发育。学会把控是很重要的。定个闹钟，让大脑暂时远离娱乐媒体，读一本书或者出去走走。保持休息与娱乐的平衡，休息是休息，刷剧是刷剧，不要把二者混在一起。

情绪"晴雨"尺

有时青少年过于沉迷于当下，忘记了审视自己的情绪。要学会应对抑郁，了解自己的情绪很重要。用如图 5-1 所示的情绪"晴雨"尺来评估你一天的情绪变化，记下你处在不同的情绪区间的时长。

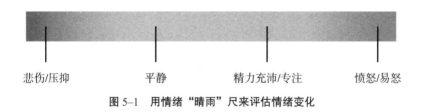

悲伤/压抑　　　　平静　　　　精力充沛/专注　　　　愤怒/易怒

图 5-1　用情绪"晴雨"尺来评估情绪变化

哪一种情绪是你经历最多的？

_____

有多重情绪吗？如果有，是哪些？

_____

如果你的情绪在愤怒或悲伤区域，你做了什么事情让自己冷静下来？

_____

_____

_____

诱因追踪

一旦你了解了自己的情绪在一天当中是如何变化的，你就能找出诱因。诱因是指能引发不同情绪的事件。例如，如果某个朋友讽刺你，这就可能引发你的愤怒或悲伤。或者你考试不及格，这可能会导致你失望或焦虑。

看看你在情绪"晴雨"尺上出现的情绪，闭上眼睛，试想情绪发生时出现了什么，以及是什么触发了你的情绪转变。通过回答如图 2–2 所示的问题以指导你思考，并记录下你的想法。

情绪变化：

_____

在情绪变化之前发生了什么？

_____

这种情绪变化是在一天中的什么时候发生的？

_____

当这种情绪变化发生时，谁在场？

_____

你能记得一个改变你情绪的具体行为或事件吗？

_____

追踪诱因可以帮助你了解情绪变化的规律，知道这种规律有助于你找出应对常见诱因的方法，避免情绪反复无常。

让大脑休息一下

青少年每天需要九到十个小时的睡眠。是不是听起来很多？事实上，你的大脑处在快速发育阶段，需要足够的睡眠来保持警觉、专注。睡眠能帮助你做到以下几点：

✦ 提高课堂注意力；

✦ 解决问题；

✦ 保持充足的精力做运动以及其他活动；

✦ 预防疾病；

✦ 改善情绪，提高警觉性；

✦ 改善亲友关系，使你更加快乐。

记录下面的睡眠日志可以很好地评估你的睡眠情况，显示你需要改进的地方。虽然你可以使用 App 或运动手环来追踪你的睡眠时间，但用笔和纸记录将帮助你有意识地养成良好的睡眠习惯。

睡眠日志

在睡觉前完成：

把你今天摄入了多少含咖啡因的物质（功能性饮料、苏打水、巧克力、咖啡、茶等）写在下面。虽然咖啡因可能会提高你的警觉性，但却会影响你的睡眠。

星期一

_____

_____

星期二

_____

_____

星期三

_____

_____

_____

星期四

_____

_____

_____

星期五

_____

_____

_____

星期六

_____

_____

_____

星期日

_____

_____

_____

你睡觉前做了什么

请把你睡前两小时内做的所有事情记在表 5-1 里。

表 5-1   睡前两小时内所做的事情

	周一	周二	周三	周四	周五	周六	周日
听音乐							
阅读							
锻炼							
发信息							
浏览社交媒体							
看电视							
看电影							
做作业							
吃点心							
打游戏							
上网							
做了件自己喜欢的事							

你睡得如何

早上起床后，请把自己入睡的时间、醒来时间和你的总睡眠时间记在表 5-2 里。

表 5-2　　　　　　　　　　　入睡情况

	入睡时间	醒来时间	总睡眠时间
周一			
周二			
周三			
周四			
周五			
周六			
周日			

一周回顾

回顾一下你的睡眠日志，寻找规律。如果你睡觉前不看社交媒体，你会睡得更久吗？临睡前锻炼会让你睡不着吗？你最喜欢喝的茶会让你无法入睡吗？

我睡得最久的那天晚上：

_____

我那天摄入的咖啡因量：

_____

那天睡觉前的活动：

_____

_____

_____

_____

　　你从你的高质量睡眠中学到了什么？良好的睡眠环境有助于
培养健康的睡眠习惯。密切关注那些助你入睡的活动，这样你就
可以建立一个适合自己的作息习惯。

_____

_____

_____

_____

"喂饱" 你的情绪

　　也许没有一种完美的饮食可以治愈抑郁症，但是食物与情绪
息息相关。也就是说你可以通过吃东西来拥有好心情、提升专注
力，获得满满的活力。填写下面的饮食日志有助于你采取积极的
行动来应对抑郁症。

饮食日志

快乐饮食清单

　　水果和蔬菜：改善整体情绪

　　谷物、豆类和海鲜：降低抑郁水平

复合碳水化合物（低糖）：增加血清素，提高情绪和警觉性

金枪鱼、火鸡和鸡肉：帮助大脑产生血清素，改善情绪、提高警觉性

鸡蛋和低脂奶制品：含有维生素 B，改善心情

坚果和瓜子：含有硒，可以改善情绪

核桃、多脂鱼、亚麻籽、鳄梨和深色绿叶蔬菜：含有 ω-3 脂肪酸，可以改善心情

强化谷物、面包和牛奶：含有大脑功能和发育所需的维生素 D

水：补充身体所需的水分（脱水会导致情绪急剧下降）

食物：情绪追踪

　　观察你一周的食物摄入量和情绪。将你的抑郁程度（情绪）分为 1~5 个等级，1 代表低水平，5 代表高水平。记录进食前后的水平，之后再评估一下你的情绪（详见表 5–3）。

表 5–3　　　　　　　　一周食物摄入量与情绪评估

	食物	进食前的情绪	进食后的情绪	之后的情绪
周一				
早餐				
零食				
午餐				

续前表

	食物	进食前的情绪	进食后的情绪	之后的情绪
零食				
晚餐				
周二				
早餐				
零食				
午餐				
零食				
晚餐				
周三				
早餐				
零食				
午餐				
零食				
晚餐				

续前表

	食物	进食前的 情绪	进食后的 情绪	之后的情绪
周四				
早餐				
零食				
午餐				
零食				
晚餐				
周五				
早餐				
零食				
午餐				
零食				
晚餐				
周六				
早餐				
零食				

续前表

	食物	进食前的情绪	进食后的情绪	之后的情绪
午餐				
零食				
晚餐				
周日				
早餐				
零食				
午餐				
零食				
晚餐				

看一下你填的等级 1 和等级 2 所对应的食品情况并回答以下问题:

有什么食物能改善我的心情?

_____

_____

我选择的能改善我心情的食物中有多少是在快乐饮食清单

上的?

_____

设定目标

我会把清单中的这些食物安排到我下周的饮食计划上：

_____

_____

_____

_____

_____

改变饮食习惯不可一蹴而就。如果你发现很难改变食物选择，也不要气馁，可以循序渐进地养成健康饮食习惯。

〖 **小测试** 〗治愈抑郁

你知道如何改善你的心情吗？做个小小测试，看看你对控制情绪了解多少。阅读下面的句子，判断它是对的还是错的。选出你的答案。

1.　长时间哭泣只会让我更沮丧。**对 / 错**

2.　听音乐是让我摆脱坏心情的最好办法。**对 / 错**

3.　如果我在工作日睡眠不足，我可以在周末多睡一会儿，这有助于改善我的情绪。**对 / 错**

4.　创造力可以减轻我的抑郁。**对 / 错**

5.　冰激凌和糖果能让我摆脱恐惧，改善我的心情。**对 / 错**

6.　欢笑是良药。**对 / 错**

答案

1.　**错**。哭泣和发泄是释放和克服负面情绪的好方法。想哭就哭吧，哭过后和你信任的人谈谈心。

2.　**错**。如果是一种能让你振作起来的音乐风格，音乐是可以帮助你摆脱坏心情的，但实际上有些音乐可能会触发你的悲伤情绪。不同的音乐蕴含着不同的情感，如果你要用音乐来改善心情，选择一种让你感觉平静或乐观的风格。

3.　**错**。睡眠时间变化会导致情绪波动。最好的睡眠是每天睡九个半小时。你可以养成一个适合自己的健康的睡眠习惯来改善情绪。

4.　**对**。创造力，包括写作、制作影视艺术作品或创作音乐，都可以改善你的情绪，帮助你解决困难。继续发挥你的创造力吧！

5.　**错**。糖果可以迅速补充你的能量，但当能量耗尽时，你的情绪就会崩溃。试试牛油果吐司或蔓越莓核桃面包，这两种面包都能提供一些 ω-3 脂肪酸，这有利于改善你的情绪。

6.　**对**。不管是微笑还是大笑，都不会治愈你的抑郁，但它们可以改善你的情绪。去看一场有趣的电影或者和朋友一起大笑，分散一下你的注意力。

第 6 章

学业繁重、压力大，该怎么应对

循环作用

压力就像摩天轮，没有办法停止。你觉得自己不停地转啊转，停不下来。这时，你会感到不知所措、孤立无援，这种无助感可能让你无法做出正确的选择去控制抑郁。

你可以通过设定健康的界限来减轻压力。界限是你为了照顾自己设定的，可能是少参加学校俱乐部的活动，或者拒绝和朋友晚上出去玩。

请看如图 6–1 所示的压力源摩天轮。上面摩天轮的这些压力对你来说熟悉吗？再看一看下面的摩天轮，摩天轮上的座位是空的，把你自己的压力来源写在座位里并回答下面的问题。

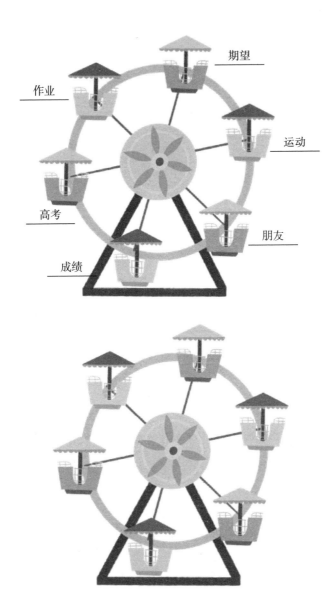

图 6-1 压力源摩天轮

将压力划分为 1~5 五个等级，1 代表低压，5 代表高压，你认为你写在空座上的每个压力源处于哪个等级？把每个压力源及其等级写在下面。

_____

_____

_____

摆脱压力的关键是控制你的压力源。制订一个切实可行的计划，每次减少一个压力源。例如，如果家庭作业是一个巨大的压力来源，你的计划可能包括：

✦ 减少一项课外活动来节省更多的时间用在学习上；

✦ 和班主任见面，寻求老师的帮助；

✦ 去图书馆学习或者在家里创造一个更好的学习空间来减少干扰。

再看看你的压力摩天轮吧。在生活中如果你做出一些改变可以减少哪两种压力？

_____

_____

_____

为了减少生活中的压力来源，你可以采取哪些措施呢？

_____

_____

_____

深呼吸

正念 (把你的注意力集中在当下发生的事情上) 和深呼吸可以减少压力，改善你的情绪。有一个很好的应用软件叫"停下、呼吸、思考"，这款 App 要求你在呼吸前后做情绪检查，看看它是否对你有帮助。

学习如何深呼吸是必要的，因为你不可能总是有机会使用App。但是似乎大多数人 (甚至是成年人) 都不知道如何深呼吸。

第一步：想些能让你冷静的事情，保持清醒的头脑。

第二步：慢慢吸气，同时从一默数到四。

第三步：屏住呼吸，同时从一默数到四。

第四步：慢慢呼气，同时从一默数到四。

当你深呼吸时，试着想一些能让你平静的事情，比如沿着海滩散步。通过深呼吸，你可以从糟糕的情绪中走出来，渐入佳境。

〖 **小测试** 〗压 力 测 试

　　你的压力水平会影响你的情绪。你是如何应对压力的？读下面句子，给出你的答案。

1.　当我有一大堆的作业和考试时，我感到不堪重负。

　　□是　　　　　□否

2.　当我面对很多让我有压力的事情时，我就会头疼。

　　□是　　　　　□否

3.　当我有压力时，我非常渴望碳水化合物和垃圾食品，或者一点也不觉得饿。

　　□是　　　　　□否

4.　我脑子里有一大堆事情的时候，我就睡不好觉。

　　□是　　　　　□否

5.　当我感到压力很大的时候，我想一个人待着。

　　□是　　　　　□否

6.　当我有压力时，我就会生气和易怒。

　　□是　　　　　□否

7.　当我有压力时，我不会心平气和地对待家人和朋友。

　　□是　　　　　□否

8.　当我有压力时，我的日常生活自理功能（沐浴、锻炼、健康饮食）紊乱。

　　□是　　　　□否

　　如果你大多选择"是"，说明压力会影响你的正常生活、学习和工作。它可能会对你的饮食习惯、睡眠状态、完成学业的能力以及你的人际关系产生负面影响。根据这些答案，制订一个更好地应对压力触发因素的计划。

　　如果你大多选择"否"，说明你能很好地处理自己的压力。即便如此，定期检查压力并重新制定应对方式也是应该的，因为压力可能会悄悄降临到你身上。

控制压力

　　压力让人不舒服，但它并不总是一件坏事。如果你充分利用压力，实际上压力可以帮助你克服困难。你可以做的一件事就是制订一个压力管理计划，当你面对高强度压力时，你就能学会使用积极的应对方法（如锻炼、寻求帮助），而不是消极地应对（使用酒精、毒品）。

　　下面是制订压力管理计划的具体步骤。

第一步:确定问题

将压力从 0 分到 5 分划分,0 代表"没有压力",5 代表"高压力":

这个问题的压力有多大? _____

压力的来源是什么? _____

你是否需要让别人帮助处理这个问题? □是 □否

如果是,谁能帮忙? _____

现在你可以做哪三件事来减轻你的压力?

1. _____

2. _____

3. _____

第二步:照顾好自己

你已经知道了睡眠、健康饮食和锻炼在管理情绪和压力中扮演着重要的角色,但是你会把它们放在首位吗? 制订计划实现自我保健!

这些食物会让我感到平静和专注:

1. _____

2. _____

3. _____

我可以通过这些活动发泄压力，锻炼身体：

1. _____

2. _____

3. _____

我打算在____点睡觉，____点起床。

不管你相不相信，制订一个具体的计划（比如写一份待办事项清单）可以让你专注于自我保健的目标，并帮助你坚持实现它们。

第三步：构建你的放松工具包

当你进行一系列放松练习时，你会发现什么对你有效。选择你已经尝试过并且喜欢的方法，或者你将来想要尝试的方法：

用可视化的方法	深呼吸	正念减压疗法
洗热水澡	喝热茶	写日记
冥想	做拼图游戏	进行肌肉放松
阅读	烘烤	使用压力球
做瑜伽	着色	向朋友发泄
写作	绘画	听音乐

第四步：放下你不能控制的东西

生活中有些事情是你无法控制的。例如，你无法控制一段友谊的破裂。虽然你无法把破裂的友谊粘合起来，但你可以在这段时间里好好休息，发展其他的友谊。再比如学习，你无法控制作业和考试的数量，但你可以决定如何分配学习任务。你可以放下这种不堪重负的感觉，制订计划来解决当下的困难。

我可以放下三件事来缓解压力：

1. _____

2. _____

3. _____

我可以做三件事来改变我对压力的反应：

1. _____

2. _____

3. _____

摆脱压力

实际上，生活中你总是会遇到一定的压力，但是压力不总是能击垮你。现如今，人们明显地感到忙碌不堪，这种压迫感不利于健康。抽出一点时间摆脱压力，释放自己吧！

可以给压力写一封信，告诉它你摆脱它的原因。调整自己的心情，做一些让你感觉舒服的事！

_____

_____

_____

安全区域

保护性因素帮助我们抵抗压力与抑郁，这些因素包括社会支持（你所依靠的那些人）、你的优势（天赋、运动、创造力）、应对策略（解决困难的方式步骤）、资源（从哪里获得帮助）和你的未来目标。当你能够找到你的保护性因素时，你就为自己建筑了一个安全区域。

你的保护性因素是什么呢？请把它们列在下面：

我的社会支持	我的优势	我的应对策略
_____	_____	_____
_____	_____	_____
_____	_____	_____

我的资源	我的目标	其他

〖**小测试**〗**克服障碍**

你可能听你的老师或父母说过韧性的重要性。韧性是克服困难的能力，对每个人都很重要。当你知道你能应付困难的事情时，你会感到更有力量。通过做这个小测试看看你是否有韧性。读下面的句子，选出你的答案。

1. 我的作业成绩不好，我会：

　　A. 生气，避开所有人；

　　B. 向老师寻求更多帮助。

2. 有一门重要学科的作业快到上交的时候，我会：

　　A. 抓狂——内容太多了，而且耗费了我太久的时间还没完成；

　　B. 想出一个行动计划来完成它。

3. 我父母因我违反校规而很生气，我会：

　　A. 对他们大喊大叫或者气冲冲地走开，他们有太多的规矩；

　　B. 向他们道歉，并和他们好好谈谈。

4. 在没有征求我的意见的情况下，我的父母完全改变了我们的周末
计划，我：

　　A. 崩溃——我不喜欢最后一刻的改变；

　　B. 无所谓——我可以很灵活。

5. 在危机来临时，我会：

　　A. 惊慌失措；

　　B. 深呼吸并且去解决问题。

　　如果你大多选 B，那么你是有韧性的。你可以从失望中振作起来，努力处理好问题而不是被问题压垮。如果你更多地选择 A，那么这是一个开始锻炼韧性的好时机。妥协背后不是毁灭，学会妥协，你会更快乐、更自信。

第 7 章

脑子里尽是悲观、消极的想法，该怎么应对

思想"巡逻"

即便在你情绪最好的时候，消极的想法也会披着伪装的外衣突然出现。认知扭曲是非理性的、夸张的、不准确的想法，这些想法会影响你对周围发生的事情的感知，甚至可以让你觉得情况比实际更糟糕。

小心下面这些会加重你抑郁情绪的思维模式。

+ **读心术者**。如果你觉得你能读懂别人的想法，准确知道别人对你的看法，那你可能就要对付你所扮演的读心术者了。喜欢充当读心术者的人会说"他恨我"或者"教练认为我不够好"。

+ **算命师**。算命师往往会预言无论在何种情况下都会发生可怕

的事情。"如果我去参加聚会，我会看起来像个失败者，因为没有人会跟我说话。""我永远进不了那所学校，所以没必要去尝试。"算命师在实际中会这样思考。

+ **危机教练**。这种类似于灾难论的思维模式会让你觉得即将发生的事情是完全无法忍受的。例如，"如果我这次考试考砸了，我就永远进不了好大学。"危机教练有时会夸大潜在的负面情况。

+ **责备者**。如果"是老师让我不及格"或"她毁了我的生活"之类的想法曾经在你脑海中闪过，那么责备者就出现了。责备者很难对消极的想法和不愉快的经历，不愿承担责任，并且很容易把责任推给别人。

+ **法官**。法官往往会把事情简单化，根据"好坏"和"对错"来做出判断。法官可能会说："你数学考试又不及格，你的数学太差了。"

+ **贴标签者**。如果你经常有"我不聪明"或"他是个八卦鬼"之类的想法，那你就陷入了贴标签者的思维模式。贴标签者会根据有限的信息给别人贴标签，并且拒绝改变他们的观点。

+ **唱反调者**。唱反调者常常忽略积极的一面，而将注意力集中在可能出问题的地方。唱反调者会说："没有所谓地久天长的友谊，你只能依靠自己。"

+ **自责者**。自责者喜欢承担所有的责任，即使责任根本不在自己。自责者会说"我给团队拖了后腿。"或"男朋友抛弃我是因为我不够好。"

回想你陷入上述某一种思维模式的情形，回答以下问题：

你经历过哪种认知扭曲？

_____

_____

_____

在消极思想占据上风之前发生了什么？

_____

_____

_____

这种思维模式使你产生了什么不正确的想法？

_____

_____

_____

你是如何转变原有思维模式回到积极的轨道上来的？

_____

_____

_____

解开心结

当你情绪低落时，会很容易陷入消极的想法中。这时消极的想法会成倍增加，让你感觉自己已经被担忧、悲伤和绝望所束缚。学会如何解开这些心结至关重要。当你开始一个接一个地分解你的想法，并在现实中思考时，你就学会了如何用积极的方式来渡过难关。

第一步是"抓住"消极的想法，就从那开始。你可能会发现你的头脑中充斥着让你沮丧的想法。没关系，你每次只需要思考一个问题，确定自己的应对方式。一旦你确定了让你陷入困境的想法究竟是什么，你就能弄清楚它从何而来，并根据现实中的想法想出一个积极的替代方案。下面是这种策略的工作原理。

抓住想法：

"如果我学习成绩不好，我就永远进不了大学。"

是什么导致了这个心结：

1. 我所有的朋友都在疯狂地谈论大学；

2. 成绩单不断提醒我英语不好；

3. 我父母的压力越来越大。

替代想法：

1. 我有两年的时间申请大学；

2. 我正在努力提高我的英语水平；

3. 无论我在哪里上大学，父母都会关心我。

现在轮到你了。深呼吸，想想不断出现的消极想法。

抓住想法：

_____

_____

_____

是什么导致了这个心结：

_____

_____

_____

替代想法：

_____

_____

_____

用现实中的想法克服消极的想法，有助于掌控自己的想法并形成积极的思维。你可以解开那些心结！

"抛硬币"

另一种处理消极想法的方法是玩抛硬币游戏。不管你有没有抑郁情绪，所有的青少年都会有消极的想法，这些想法有时会蒙蔽他们的思想。错失一个点球并不会让你成为球队中最差的球员，也不是你输掉比赛的唯一原因。但是你的想法却能让这些变为可能。

青少年经常犯的一个错误是试图忽略或屏蔽消极的想法，但是这并不奏效。你不能指望坏想法消失，但你可以学会克服它们。下面是抛硬币的原理。

1. 说出消极的想法。大声说出来，接受它的存在。坏想法不会让你成为坏人，接受你所有的想法。

2. 写下来。写作可以起到治疗的作用，能够更深层次地解决困难。

3. 反过来看。仔细地回顾一下那些消极的想法或感觉。现在想出三个积极的选择，它们不一定是"惊天动地"的选择。其实从小处着手才是改变应对方式的关键。

4. 抛弃旧思想。抛弃那些消极的想法，向前看，专注于积极的想法。

除了上述四种方法外，还有其他能够改善情绪的方法。

✦ **平常多锻炼。** 不喜欢运动的话也没关系。骑自行车、遛狗，或者游泳都可以。

✦ **给朋友发短信。** 知道自己并不孤单可以鼓舞人心。

✦ **找个爱好。** 烘焙、园艺、编织和画画都是很让人放松的活动，还可以帮助你缓解情绪。

✦ **发挥创造力。** 当你情绪低落时，写作、进行音乐或艺术创作都是积极的应对方法。

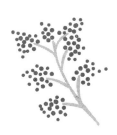

第8章

莫名的愤怒，该如何疏解

如果你患有抑郁症，当事情不顺时，你的火气可能腾的一下就上来了。与朋友、老师、家人的争吵或冲突可能会让你感到巨大的压力。实际上，每个人都有和别人产生冲突的时候，重要的是要学会以积极的方式应对冲突，以防失控。

下面的测试可以测出你是如何处理冲突的。阅读每一个选项，选出你的答案。

〖小测试〗烫手山芋

1. 你本来是和好友约好去看电影，但是你的好友在最后时刻反悔了，要去赴另外一场约会。他认为没什么大不了，但你很伤心。你会：

   A. 假装不难过，即使很伤心，也要祝你的朋友玩得开心；

B. 看了短信但没有回复，你不想和他联系；

C. 回复说你很期待那部电影，但对最后看不成感到难过，你
建议再加入几个人，组织一个集体出游活动；

D. 给好友发很多条短信宣泄你的愤怒。

2. 你妹妹又一次未经允许穿了你最喜欢的衬衫，而你本打算穿它去
学校的。你会：

A. 告诉她今天可以借她，你自己下次再穿；

B. 假装你根本没注意到；

C. 告诉她你打算今天穿，但你很乐意下周借给她；

D. 要求她马上脱下来。

3. 一群同学在课堂上捣乱，你也加入其中。老师转过身发现你在大
声喧哗，心不在焉。老师训斥了你，让你去办公室。你会：

A. 承担责任，毕竟你被当场抓住了；

B. 避免与老师发生眼神接触，迅速离开教室；

C. 请求和你的老师单独谈谈，承认你的错误并道歉，保证以
后会好好学习，不和别人一起捣乱；

D. 怼回去，并说出其他捣乱的同学。

4. 你打算和朋友出去玩，但是你的父母坚持让你留在家里照顾弟弟
妹妹，这样他们就可以出去了。你会：

A. 取消你的计划，做你父母让你做的事；

B. 进入你的房间锁上门；

C. 问问朋友是否可以在你照看孩子的时候过来看电影；

D. 和父母争吵，冲出家门。

5. 你的教练在足球训练中训斥了你，你觉得即使自己很努力并且接受了别人的意见，还是不能做好任何事情。你会：

A. 继续改正，并感谢教练的建议；

B. 假装自己不生气；

C. 利用休息时间和你的教练一对一地交流，表达你的感受；

D. 通过讽刺他人来转移你的感受。

现在统计一下你的选择，看看你处理冲突的方式都是什么？

大部分选 A

如果你选的大多是 A，说明你在处理冲突时往往会选择容易的方式，即只做别人想让你做的事。这可能会减少争吵的次数，但也会让你感到不满。你需要以一种恰当的方式来表达你的需求。

大部分选 B

如果你选的大多是 B，说明你往往会选择逃避来避免冲突，但是你不可能永远避免冲突，所以最好学会如何处理它。

大部分选 C

如果你选的大多是 C，说明你知道妥协，但你不害怕表达自己的想法和感受，而且愿意和其他人一起解决问题。非常棒，要坚持下去！

大部分选 D：

如果选的大多是 D，说明有时你会控制不住自己的愤怒。你会通过争吵或讽刺他人将你的愤怒转移到别人身上，而不是解决问题。学会倾听别人的意见，合理表达你的感受会对你的将来大有裨益。

学会放手

压抑愤怒和怨恨会让你情绪低落，加重抑郁。过度关注那些让你愤怒和感到被忽视的事情会损害你的人际关系。

记录和想象（在你的头脑中创造画面）很有效。记录可以发泄你的愤怒，想象可以将你的愤怒一股脑儿地释放出来。

写下来

想想最近与朋友或伴侣发生的冲突，回答以下问题：

是什么引起了这场争吵？

_____

_____

_____

争吵中的哪些内容让你感到愤怒？

_____

_____

_____

你是如何处理这场争吵的？

_____

_____

_____

你想让对方明白什么？

_____

_____

_____

在争吵中，你在坚持什么？

_____

_____

_____

想象更好的结局

在一个安静的地方享受音乐，放松一下，或者安静地待一会儿。闭上眼睛，深呼吸（吸气，从一数到四；屏住呼吸，从一数到四；呼气，从一数到四）。当你放空大脑时，想象你的愤怒情绪飘向天空，从你的脑海中消失。当你的愤怒渐渐消失时，慢慢呼吸，平复你的思绪，快乐的感觉会随之而来。例如，你可以想象在你最喜欢的公园散步，或者和朋友一起大笑。继续深呼吸，想象积极的画面，直到释放出所有残留的愤怒情绪。

除了上述几种方法外，还有以下两种方式。

+ **折纸飞机。** 把你的愤怒写在一张纸上，把这张纸折成纸飞机掷走。

+ **情绪垃圾桶。** 把你的愤怒情绪写在一张纸上，把纸揉成球，投到垃圾桶里，这些消极的想法也会随之消失！

求同存异

化解冲突可能很困难，因为我们的本能是希望别人明白并同意我们的观点。不能有效处理冲突的青少年更有可能抑郁，他们的人际关系似乎更糟糕。

人们可以照顾彼此的感受，即使在某些事情上有不同意见也能理解对方。化解冲突的关键是要学会以冷静和尊重他人的方式表达想法和感受。当然，这需要时间和实践。

试着用下面的方式来解决你在生活中与别人的冲突。

第一步：**保持冷静**。当双方都情绪激动时，争端是不可能解决的。你可以说："在我们谈话之前，请等一下，让我做个深呼吸。"

第二步：**确定问题**。不同的人会从不同的角度看待问题。如果每个人都可以用"我感到"这样的表述来分享他们的感受是最好的。你可以说："我认为，我们可以一起解决这个问题。"然后再加上一句简短的"我感到"的表述。

例如："今天你在全班同学面前开我的玩笑，我感到很尴尬。我认为，我们可以定个规则，在小组中不再互相开玩笑，这样我们就不会感到尴尬。"

现在你试试看。

"今天当_____我感到_____。我认为，我们可以_____解决这个问题。"

第三步：**倾听并提出问题**。当你的朋友说话时，你需要倾听。你可以通过以下方式表示你在听：

✦ 进行眼神交流；

✦ 询问后续问题；

✦ 等朋友说完再回应。

第四步：妥协。 你们可能不会就问题起因达成一致，但你们可以想出一个对双方都有效的解决方案。

"我们发现，你们＿＿＿＿＿＿＿＿和我＿＿＿＿＿＿＿＿，采取＿＿＿＿＿＿＿＿的方法，咱们各退一步。"

〖**小测试**〗关于愤怒的迷思

愤怒的"名声"不太好，但它实际上是一种非常健康的情绪。青少年需要学习如何发泄他们的愤怒，如果他们抑制怒火，就会增加抑郁的感觉。阅读下面的句子，你认为这是迷思还是事实？选出你的答案。

1. 谈论你的愤怒情绪是不对的，而且会让你的朋友感觉不好。

　　☐迷思　　　☐事实

　　答案： 迷思。愤怒的情绪不是低劣的，青少年可以学会以尊重他人的方式表达愤怒。

2. 发泄愤怒会帮助我解决问题。

　　☐迷思　　　☐事实

答案：事实。当你处理愤怒时，你需要学会控制并引导它去解决问题。当你试图抑制它时，只会弄巧成拙。

3. 没有一个很好的方式可以向我的朋友表达我的愤怒。

☐迷思　　　☐事实

答案：迷思。说出愤怒和沮丧可能很难，但如果你提前计划好，你可以想出一个平静的方式来谈论它。

4. 当我说一些让我生气的事情时，对方会变得有戒心。

☐迷思　　　☐事实

答案：迷思。诚然，与他人分享你的沮丧情绪会让对方防御心变强，但当你以一种尊重他人的方式说话而不是一味责备时，你们就可以一起解决问题。

5. 当愤怒得不到处理时，事情只会变得更糟。

☐迷思　　　☐事实

答案：事实。很多人认为，他们可以把愤怒推到一边，但它总会回来的。最好的方式是承认它的存在、接受它，并且找出一个恰当的方法来克服它。

说出你的想法

当青少年感到抑郁时，会把自己孤立起来，不想面对冲突。即使你正在经历感情上的困难时期，学会在别人面前表达自己也很重要。自信有助于青少年树立健康的基本观念，当事情不对劲时要大声说出来，这样就会感觉会更加自信。这样做有助于了解人们使用的不同沟通方式，常见的沟通方式包括以下几个类型。

- ✦ **被动型**。这类人把别人的需要、想法和感受放在自己之上，甚至不惜牺牲自己。他们经常无法与人进行眼神交流，说话声音柔和，缺乏自信，不愿表达自己的观点。

- ✦ **攻击型**。这类人把自己的需要放在第一位，固执己见。他们经常与别人大声争论，批评和羞辱对方，说话蛮横，并使用武力来满足自己的需求。

- ✦ **自信坚定型**。这类人坚持自己的愿望、需要和感受，但也尊重他人。他们会使用眼神交流和其他倾听技巧，在合适的时机做出回应，自信并且懂得让步。

阅读下面的情景。判断下面的回应是"被动型""攻击型"还是"自信坚定型"，并将你的答案填在横线上。然后选择你最可能采取的回应。

1. 一个朋友在上课前向你借数学作业抄。你不想被老师发现自己把作业借给其他同学抄，但是你为朋友没完成作业而感到担忧。

回应："你没写完作业是你太懒了，与我无关，你自己写！"

___

回应："好呀，不过你要快一点抄，不要耽误我交作业。"

___

回应："我很抱歉你没有时间完成作业。我觉得抄袭不好，但如果你需要帮助，我很愿意今晚和你一起学习。"

___

2. 即使你花了几个星期的时间做研究、写作业，你的考试成绩还是没达到良好。你觉得老师对你太严格了。

回应："您为什么总是给我打很差的成绩？我要让我妈妈和您谈谈。"

___

回应：你低下头，没有看老师一眼就走出了教室。

___

回应："您有时间帮我好好分析一下这次考试试卷吗？我的确很认真地做了准备，但为什么连良好都没达到呢？"

3. 在自然科学课上展开小组合作，一名同学未征求大家的意见
   就安排好了所有的任务。分配给你的任务不是你的强项，你
   不想去做。

回应："好吧，我想我能处理好这项任务。"

回应："比起计算，我更擅长写实验报告。咱们小组有数学比
较好的可以交换一下吗？"

回应："这完全不合理。我不会这么做的，我会把每个人的任
务都重新安排好。"

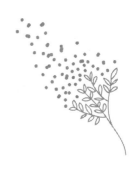

第 9 章

啥都不想干、能拖就拖，如何改善

掌控性想法练习

抑郁会让消极想法充塞你的大脑，驱散不开。有时候，你会认为自己一事无成。掌控性想法是积极的、鼓舞人心的想法，会帮助你击溃消极想法。掌控性想法会使你一往无前，停止拖延。

掌控性想法和"我总是可以决定自己的最后期限""我是我团队中的重要一员"一样简单。无论什么时候，如果你想要完成一项艰苦的任务，就要有掌控性想法。

〖小测试〗拖延状态

抑郁会导致你想逃避一切，因为任何事都会让你不知所措。完成这个测验可以检验抑郁是否导致了你的拖延。选出你的答案。

1.　我经常把作业放到后面写，不得不赶作业。

　　从不　　　　有时候　　　　经常

2.　如果有一场大型考试，我会到最后一刻才开始准备。

　　从不　　　　有时候　　　　经常

3.　在小组作业中，有人告诉我开始，我才开始。

　　从不　　　　有时候　　　　经常

4.　我做出重大选择很难，所以我会先不做选择。

　　从不　　　　有时候　　　　经常

5.　在我着手做一件艰巨的任务之前，我会先做其他事情。

　　从不　　　　有时候　　　　经常

　　如果回答"经常"的次数在三次及以上，说明当你感到不知所措时，你会拖延。学会分解任务，找到源头会有助于你解决艰巨项目。

一次一个阶梯

　　当大多数青少年不知道如何开始的时候，他们就会拖延。把让人不知所措的任务分解成自己有能力解决的几个部分，是一个很好的技巧，尤其是在你上大学之前。想出一个你现在感觉很棘手的任务（如撰写研究报告、考试、加入一个团队），把它填写在如图 9-1 所示的梯子所对应的数字上方。现在，想一下要完成那项任务你需要采取哪些具体的步骤。例如，要为期末考试准备，你需要列出每一章节的大纲，把大纲做成卡片，完成每一个卡片任务时，自己设计一个小测试，检验一下并及时复习。

棘手的任务：＿＿＿＿＿＿＿＿＿＿＿＿＿＿＿＿＿＿＿＿

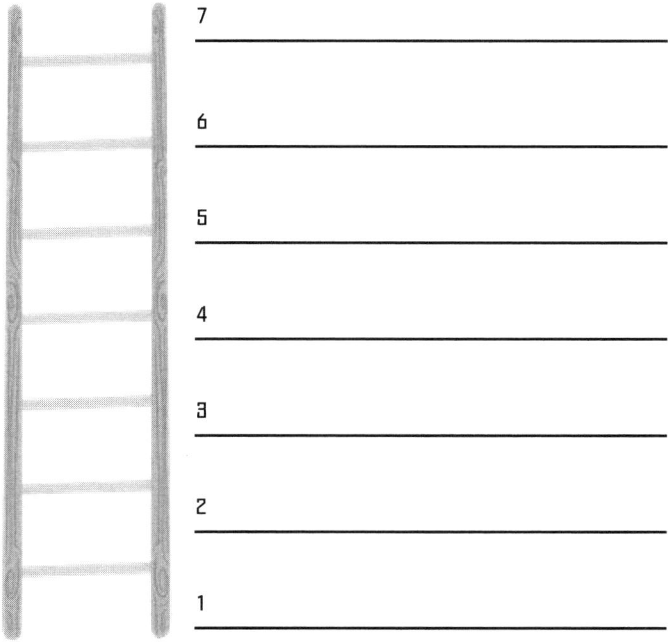

图 9-1　棘手任务解决步骤

要解决那项艰巨的任务，你只需列出行动计划！短暂地休息一下以保持清醒的头脑，然后设计一个进度表，从第一步开始做。当你完成了第一步，休息一下，开始第二步。

做一个行动家

冲突、问题是生活中的一部分。有时候解决一个错综复杂的问题要耗费更多的时间。因此，你会更容易沉浸在其他媒介里。当你察觉自己正在逃避困难，试着运用下面的策略。

1. 描述问题。

2. 来一场头脑风暴，想出各种各样可能存在的解决方法（即使解决方法看上去非常荒谬），把它们写到纸上或者白板上。

3. 说出每一种解决方法，而且要大声说出，即使只有你一个人。

4. 从中选出两个最为合适的方法。

5. 先尝试一种方案，并把它分解为几个小步骤。

6. 评估这个解决方法。它有用吗？如果有，那很好。如果没有，试试第二种方法。

现在轮到你了。

我现在不能解决这个问题：＿＿＿＿＿＿＿＿＿＿＿＿＿＿＿＿＿

接下来，来场头脑风暴！

讨论解决方法。

选出最为合适的两种方法。

我会先尝试第一种 :＿＿＿＿＿＿＿＿＿＿＿＿＿＿＿

这些是尝试第一种方法的步骤 :

＿＿＿＿＿＿＿＿＿＿＿＿＿＿＿＿＿＿＿＿＿

＿＿＿＿＿＿＿＿＿＿＿＿＿＿＿＿＿＿＿＿＿

＿＿＿＿＿＿＿＿＿＿＿＿＿＿＿＿＿＿＿＿＿

＿＿＿＿＿＿＿＿＿＿＿＿＿＿＿＿＿＿＿＿＿

＿＿＿＿＿＿＿＿＿＿＿＿＿＿＿＿＿＿＿＿＿

花一点时间评估。

这个方法曾经产生过何种效果：

_____

_____

_____

_____

_____

我需要做些什么：_____

是否成功？　□是　□否

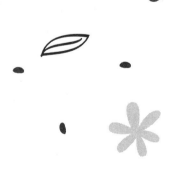

第 10 章

自我怀疑人生、不想与人交往，怎么办

自我怀疑是抑郁少年的普遍心理。心中消极的声音会让你觉得自己什么事情都做不好。自我怀疑会让你不能认清自我，打击你的自信心。

优势板

战胜自我怀疑的一种方法是制作一个优势板，看到自己的优势。你不必在这个优势板上写下获得过什么大奖或让人拍手称赞的大事，一些让你周围的人感觉你是一个好人的小事情也可以。你是一个忠诚的朋友吗？你喜欢为你的家人做饭吗？这些都可以写下来。抽出一点时间思考自己的长处，填到下面如图 10–1 所示的优势板内。

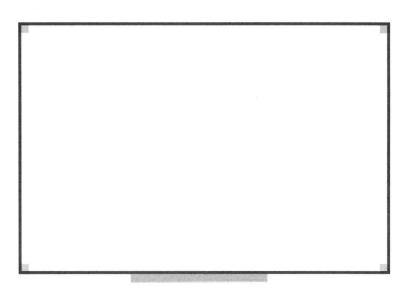

图 10-1 优势版

〖 **小测试** 〗 **不要怀疑**

自我怀疑有没有使你寸步难行？请读下面的句子，选出你的
答案。

1. 我需要得到家人或朋友的同意才会做决定。

    是   否

2. 如果有人批评我，那么我通常认为他们是正确的。

    是   否

3.　在我做出决定之前，我会花很多时间思考可能产生的问题。

　　是　　　　否

4.　在小组里发表自己的看法会让我很不舒服。

　　是　　　　否

5.　我总是怀疑自己的直觉。

　　是　　　　否

　　如果你在上述选择中回答了三个及以上的"是"，就说明自我怀疑心理正在打击你的自信心，而且在你心里不断发声。虽然别人的反馈有时候是有用的，但倾听自己内心的声音并相信自己的直觉同样特别重要。

内心积极的声音

　　不管是好是坏，青少年倾向于相信自己的判断。如果你内心的声音告诉你，你是友善、有能力、幽默风趣的人，那么当你步入社会后，你就会表现这些品质。如果你内心的声音告诉你，你是无用的、无趣的、愚笨的人，那么不论去哪儿，你都会带着这些消极想法。

你可以通过使用积极的口头禅来重写你自己的故事。口头禅是你屡次重复的用来激励自己的一个单词或短语。虽然这听起来很傻，但积极的想法真的能改善情绪、提高自尊，比如"我是个勤劳的工作者"和"我知道我能实现目标"，甚至在自我怀疑蔓延的时候也能催人奋进。闭上眼睛，当你质疑自我能力和价值时，想一想有哪些催人奋进、朗朗上口的口头禅，把它们写在如图10-2 所示的扩音器旁。

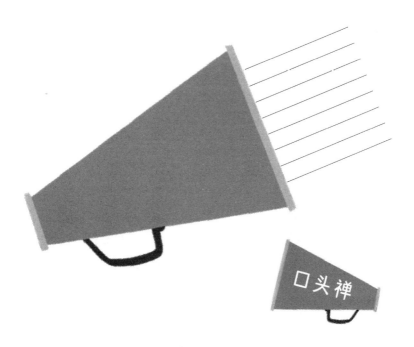

图 10-2　催人奋进的口头禅

〖 小测试 〗完美主义

很多青少年追求完美主义，有的甚至认为这是一种荣誉勋章，但事实并非如此。当你追逐完美时，你会不断自我批评，压力也在不断增加。这两种情况都会导致抑郁。你是一个完美主义者吗？阅读下面句子。选出你的答案。

1. 我往往对工作重复再三。

    是　　　否

2. 如果某件事不顺心，它就会毁了我的一天。

    是　　　否

3. 我很难在团队里工作，因为我更喜欢按照自己的方法做事。

    是　　　否

4. 当一件事没有做好时，我会感到焦虑不安。

    是　　　否

5. 我看不惯别人做事的方式。

    是　　　否

如果你在上述选择中回答了三个及以上的"是"，就说明完美主义会让你不敢冒险或无法享受活动和项目带来的快乐，也许它还会伤害你的自尊心。没有真正的"完美"，学着拥抱生活中的失误和杂乱，远离因追求完美带来的压力。

写日记

写日记是一种保持积极情绪的好办法，还可以把完美主义抛
到脑后。用下面的日记提示，帮助你反思生活中积极的方面。

1. 写下五个句子来描述你是谁。仔细考虑下面的句子，并以
"我是……"开头。哪一个是最符合你真实情况的？哪一句描
述了你想成为的样子？

（1）我是_____

（2）我是_____

（3）我是_____

（4）我是_____

（5）我是_____

2. 写下一个你与众不同的品质。

_____

_____

_____

_____

3. 写下关于一次你走出舒适圈并且尝试你害怕做的事的经历。
   在你尝试新事物后感觉如何？

   _____

   _____

   _____

   _____

4. 写下你感到自信的一次经历。那时你在做什么？什么激起了
   你的自信？

   _____

   _____

   _____

   _____

5. 什么让你感到强大？

   _____

   _____

   _____

   _____

6. 写出一个你钦佩的人。什么让你钦佩这个人？你能从这个人
   身上学到什么？

   _____

_____

_____

_____

7. 说出五个你喜爱的自身品质。

（1）_____

（2）_____

（3）_____

（4）_____

（5）_____

8. 拥有高度的自尊意味着什么？

_____

_____

_____

9. 哪样东西能增强你的自尊心？

_____

_____

_____

10. 说出三件能让你感到冷静的事，三件能给你带来快乐的事。

（1）＿＿＿＿＿＿＿＿＿＿＿＿＿＿＿＿＿＿＿＿＿

（2）＿＿＿＿＿＿＿＿＿＿＿＿＿＿＿＿＿＿＿＿＿

（3）＿＿＿＿＿＿＿＿＿＿＿＿＿＿＿＿＿＿＿＿＿

（1）＿＿＿＿＿＿＿＿＿＿＿＿＿＿＿＿＿＿＿＿＿

（2）＿＿＿＿＿＿＿＿＿＿＿＿＿＿＿＿＿＿＿＿＿

（3）＿＿＿＿＿＿＿＿＿＿＿＿＿＿＿＿＿＿＿＿＿

继续给自己提类似的问题。持续专注于积极情绪和能让你自信和快乐的事。

＿＿＿＿＿＿＿＿＿＿＿＿＿＿＿＿＿＿＿＿＿＿＿＿＿

＿＿＿＿＿＿＿＿＿＿＿＿＿＿＿＿＿＿＿＿＿＿＿＿＿

＿＿＿＿＿＿＿＿＿＿＿＿＿＿＿＿＿＿＿＿＿＿＿＿＿

＿＿＿＿＿＿＿＿＿＿＿＿＿＿＿＿＿＿＿＿＿＿＿＿＿

走出自己的舒适区

大多数青少年都喜欢待在自己的舒适区里。当你知道自己擅长什么或什么让你感觉良好时，坚持这些东西是有意义的。但问题是，这反过来也限制了你。你会停滞不前，放纵自我。但如果你走出了自己的舒适区，你会发现自己有几斤几两，也许还能发现新的才能和兴趣。

看看如图 10–3 所示的圆圈。小圆圈是你的舒适区，把你最喜欢的爱好、消磨时间的途径写在里面。在较大的圆圈里，写下有趣的但你不敢去尝试的爱好和活动。当你完成了这些圆圈，从大圆圈中选出两件事制订一个计划去尝试。从小处开始，你会走得越远，走出你的舒适区也就越容易了。

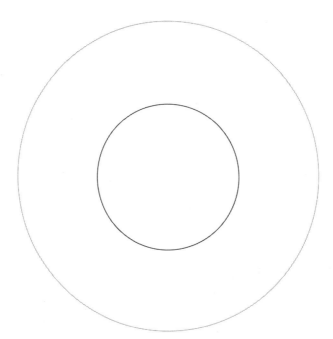

图 10–3　走出你的舒适区

第 11 章

与其与抑郁孤军奋战，不如向信任的人求救

友谊地图

填写如图 11–1 所示的地图，它可以显示你生活的不同领域的所有朋友，朋友可能包括校友、队友、一起看戏的朋友、信仰上的朋友、同事等。

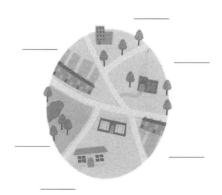

图 11–1　友谊地图

〖 **小测试** 〗我是一个积极乐观的朋友吗

　　所有的友谊都是起起落落的，对青少年来说更是如此。当谈到友谊时，每个人都有话可说。你是什么样的朋友？阅读下面的语句，选择"是"或"否"。

1.　我倾听朋友的心声，尽力理解他们。

　　　　是　　　　否

2.　如果朋友有困难，我会施以援手。

　　　　是　　　　否

3.　当我的朋友成功时，我会为他们喝彩。

　　　　是　　　　否

4.　当我的朋友结交新朋友时，我会为他们高兴。

　　　　是　　　　否

5.　我对我的朋友坦诚相待，即使我们之间发生了冲突。

　　　　是　　　　否

　　如果在这些陈述中，你选择"是"较多，那说明你是一个极其忠诚并努力维持友谊的朋友。如果你还达不到，也别太紧张。看看你可以在哪些方面做出一些改变，这将有助于增进你们的友谊。

表达自己

有时青少年觉得抑郁并不严重，很容易控制，但有时觉得抑郁会把人逼向绝境。当你把自己的感觉隐藏起来的时候，抑郁和悲伤总是更复杂。你不必告诉每个人你每时每刻的感受，但你需要学会如何与你信任的人开诚布公。

找到你的锚

考虑你可以向哪些人寻求帮助很重要。这些人是你的锚，他们会倾听你、帮助你，如你的父母、兄弟姐妹、好朋友、老师、学校心理辅导员或校外的心理医生。谁是你的锚？请在此处列出：

_____

_____

_____

_____

_____

表达你的感受

对别人说"我很沮丧"或"我现在真的很煎熬"也许有点困难，先对着镜子练习会有帮助。这听起来很奇怪，但很管用。你想让你的锚知道什么？在下面写下你想说的话：

_____

_____

_____

_____

_____

现在看着镜子，一遍又一遍地说出这些句子，直到觉得很容易说出它们。表达你的感受就像学习骑自行车一样，需要不断地练习。

有时你可以给你的锚展示一些可视化的东西。在如图 11–2 所示的抑郁程度尺上标出你现在的抑郁程度。1 分表示你感觉很好，而 10 分表示你的情绪非常低落需要帮助。把抑郁程度尺给你的锚看看，有助于迅速开启对话。

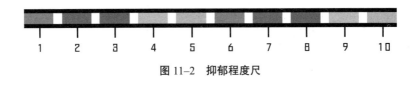

图 11–2　抑郁程度尺

除了口头表达外，还有以下一些其他方法。

✦ 给你的锚写一封信，表达你的感受和产生这种感受的原因。

✦ 给你的父母或你信任的成年人发短信："我需要和你谈一些让我难以承受的事情。"

✦ 用艺术或诗句来表达你的感受，并向你的锚描述你隐藏的情感。

✦ 和你的父母一方或者双方反复写日记，用安全的方式谈论困难的事情。

感恩前行

感恩确实可以增加快乐吗？毋庸置疑。只要每天花 20 分钟思考生活中可以感恩的事，就可以改善你的情绪、提升幸福感。

当你户外运动和享受自然时，一段感恩步行可以培养感恩意识。要保持轻松平静，你可以边散步边使用深呼吸的技巧。

当你散步时，进行接下来的练习把注意力放到你的感官上。

说出你能看到的三样东西：

1. _____

2. _____

3. _____

说出你能听到的三种声音：

1. _____

2. _____

3. _____

说出你能感觉到的三样东西：

1. _____

2. _____

3. _____

说出你能闻到的三种味道：

1. _____

2. _____

3. _____

在你散步后，请思考以下问题。

说出在你的人生中你感谢的三个人。

1. _____

2. _____

3. _____

这些人是如何帮助你的？

_____

_____

_____

_____

_____

_____

在生活中，你又是如何帮助别人的？

_____

_____

_____

_____

_____

生活中有无其他事物是你要感激的？

_____

_____

_____

_____

_____

你是如何向他人表达你的感激的？

_____
_____
_____
_____
_____
_____

感谢信

与你生活中重要的人联系会给予你支持与希望。现如今，青少年们大多在社交媒体上与人沟通。但是，用笔写下来，即真正的写作，会给你带来不一样的体验。这会迫使你停下来多思考一下，你想感谢的人都有谁。

花一点时间，给你在乎的人写一封感谢信，也许是一位你喜欢的阿姨，也许是你最好的朋友。思考一下你为什么感谢那个人。使用下面的大纲来组织你的思路。

我想感谢的人是：_____

我感谢他的三个原因：

1. _____

2. _____

3. _____

我和这个人相处的一件趣事或一段美好的回忆：

_____

_____

_____

_____

_____

随后我想和这个人一起做的事情：

_____

_____

_____

_____

_____

现在，就开始动笔完成它吧！

应对拒绝

　　家长几乎不会告诉青少年的是，友谊也有破裂的时候。当两人渐渐疏远时，友谊也会渐渐衰亡，抑或以一场激烈的争执结束。不管怎样，友谊的破裂都是痛苦的。在这段时间，悲伤、孤独甚至愤怒都是正常的。不要抗拒否认这些情绪，你要试着接受并解决它们。也许在不远的将来，你和他就和好如初了。但在这之前，关键是你需要依靠其他朋友。请记住，一段友谊的结束并不能说明什么。你需要及时走出这段时光。

　　你和你的朋友绝交了吗？通过描述这段经历来抚慰你的情绪。

　　我最近失去了我的朋友：_____

　　当时的情况是这样的：

_____

_____

_____

_____

_____

_____

　　绝交后，我的感受：

_____

以下是我交友的最好的三个品质：

1. _____

2. _____

3. _____

我的朋友知道他们可以依赖我，因为：

我知道，我可以依靠这两个人帮我渡过难关。

1. _____

2. _____

应对改变

做一个灵活的思考者，学会顺其自然，你可以享受更多的美好时光，以新的视角来学习改善与他人的关系。当某个改变没有如你所愿时，感到失望是正常的，但你可以灵活思考并努力克服它。

你的生活经历过巨大的变化吗？利用下面的练习来了解你对它的感受以及你如何应对。

并不让我兴奋的巨大改变是：

_____

_____

_____

_____

_____

_____

我所期望的是：

_____

_____

_____

_____

实际情况是：

我的感受是：

如果我从一个不同的角度来看这一变化，可能会有三个积极的结果：

1.

2. _____

3. _____

当我对这种改变感到不知所措或沮丧时，我会给自己三个积极的提醒：

1. _____

_____

_____

2. _____

_____

_____

3. _____

_____

_____

安全网

有一件事是确凿的：你不能独自对付抑郁症。不管你是已经确诊为抑郁症的患者，还是只是现在感到沮丧煎熬，你都需要一个支持网络。没有人能独善其身。

支持网络有助于你在不同的地方找到可以获得帮助的人，这样你就知道无论身在何处，你都能获得帮助。在这些如图 11–3 所示的网的下面，列出你信任的能帮你度过抑郁时期的人。

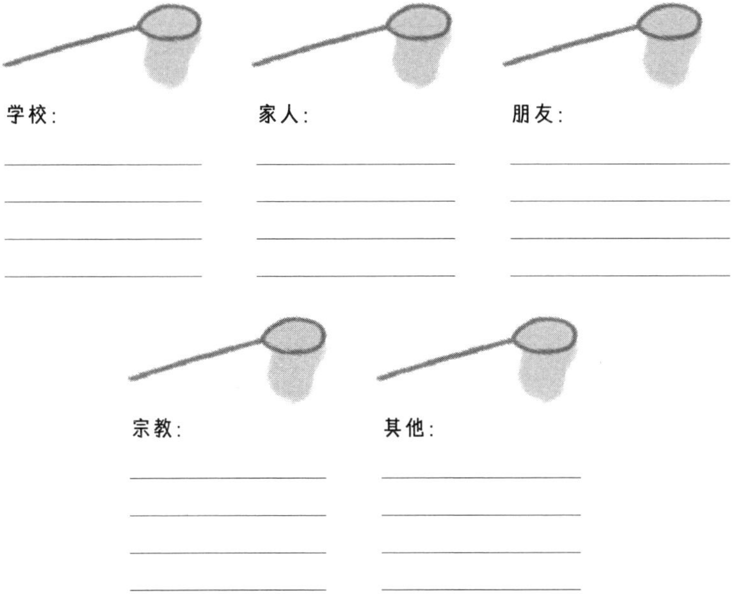

学校：

_____
_____
_____
_____

家人：

_____
_____
_____
_____

朋友：

_____
_____
_____
_____

宗教：

_____
_____
_____
_____

其他：

_____
_____
_____
_____

图 11–3　支持网

把这些人的名字保存到手机里或者写在背包里都是不错的选择。抑郁会使人注意力不集中、记忆力差。通过这个提醒便条，提醒你身边总有人关心你、帮助你，这可以让你变得很强大。

制订一个应急计划

如果你患有抑郁症，你可能会有自杀想法、自杀行为和自残的风险。为了防止你想自杀，制订一个应急计划是非常重要的。遇到危机，你可以寻求帮助的地方有很多。你的生命无与伦比，不管你眼前的日子有多么黑暗，你的生命都更重要。

制订一个应急计划，在你的卧室、背包、手机和你最好的朋友那里都留一个备份。

紧急情况：在任何地方拨打 110 求助

我父母的姓名及电话号码是：

_____

_____

_____

_____

_____

我的心理治疗师 / 心理咨询师的姓名及联系方式：

_____

_____

_____

_____

_____

_____

我的医生姓名及联系方式：_____

_____

离我最近的急诊室名称及地址：_____

学校辅导员或心理医生的姓名：_____

我信任的能帮助我的老师是：_____

当你遇到危机时，你很可能会非常害怕，甚至脑中一片空白，无法思考，求助无门。所以，在这个特殊时刻知道你可以信任谁很重要。不要害怕谈论你的心理健康。你说得越多，你的支持网络对你的帮助就越大。

第三部分

打败抑郁"黑狗"的 25 个自助练习

练习应对抑郁的策略是很重要的。但同样重要的是要明白你并不孤单，其他青少年也面临类似的情况。在本部分中，你会发现很多青少年在处理抑郁症状时所面临的情况和问题。当你阅读每一个虚拟场景时，想想你会如何处理它，以及你会给出什么样的建议。

第12章

摆脱消极情绪，找到人生意义

利用"情绪油箱"检查法为低落情绪加油

最近，我每天晚上都哭着入睡，甚至不知道为什么哭，但我就是停不下来。我如何才能停止哭泣？

频繁哭泣（有无明确的诱因或原因）是抑郁症的症状之一。尽管它会让你感到难以承受和疲惫不堪，但不要试图与之抗争。

在学校的日子里，青少年往往进入生存模式。当忙于应付课程、老师、朋友、意外事件和其他事情时，你会走走过场。你甚至可能想知道如何度过学校的一天。回到家里，你崩溃了，觉得可能是家里出了问题。

当你脱离了生存模式，你的大脑就会得到信号去处理当天的事件和情绪。你在晚上哭泣，因为这时你终于放慢了脚步，此时你的大脑充斥着各种情感。你可以学习每天采用做"小检查"的策略，这样你的"情绪油箱"就不会在一天结束时溢出来。

试着在你的大脑中想象一个记录你情绪水平的"油表"而不是汽车上显示油量的汽油表。开车时，你要确保在车没油之前加满油。但在情感方面，伴随着情绪变化，你需要维持在中间平衡的位置上。如果你的情绪水平太低，你就会觉得生活毫无意义；如果你的情绪水平太高，你会觉得自己随时都可能崩溃。

在学校里，你很难找到时间进行休整。但你需要休息来检查你的"情绪油箱"，找到到达平衡点的方式。零食、午餐和其他短暂的休息间隙都是休息的好时机。你可以试着做以下事情。

✦ 深呼吸可以帮助你平静下来。

✦ 用正念呼吸法进行深呼吸，然后问自己："我能看到什么？我能感受到什么？我能听到什么？我能闻到什么？"

✦ 戴上耳机，使用冥想 App 快速进入状态。

✦ 花五分钟想想你做得怎么样？我现在感觉怎么样？我的触发点是什么？我能自己处理好吗？如果不能，谁能帮忙？

✦ 花五分钟写日记（电子版或纸质版）。

养成全天检查自己"情绪油箱"的习惯，这样你就不太可能在白天压抑自己的情绪，晚上也不会感到不知所措。

列出积极感受的事情化解自责

我的父母总是吵架。有时我听到他们因为我而发生争论，感觉好像都是我的错。我该如何补救？

父母争吵有很多原因，你不应该因为他们的关系问题而责怪自己。有时候父母会争论如何帮助孩子，或者他们如何做是最好的，但那不是你的错。的确，青少年有时会给父母带来压力，但他们也给父母带来了很多自豪和快乐。事实上，为人父母是很不容易的，有时父母很难管理好每件事。那绝对不是你的错。

残酷的事实是，你无法解决父母的问题。他们需要学习以一种健康的方式处理冲突来解决他们的问题。你能做的就是按下你思维过程的重置键。

不要担心自己做错了什么，想想自己做过的能为家人带来积极感受的事情。想想你向他们表达爱意的小方法。这些是很重要的。

1. _____
2. _____
3. _____
4. _____
5. _____

找到发泄的出口

当父母争吵时，你一定很想听，但这样做只会让你感觉更糟，产生更多的自责。当争吵声越来越大的时候，你可以寻找一个积极的活动。你有可以发短信的朋友吗？一个可以一起玩的兄弟姐妹吗？你有什么创造性的爱好吗？你也可以试着戴上耳机，翻看你最喜欢的杂志。

通过重写剧本缓解愤怒情绪

在学校度过了糟糕的一天后，我完全失去了理智，和父母说了一些过分的话。我告诉他们我讨厌他们。我觉得很可怕。我该如何解决这个问题呢？

患有抑郁症的青少年通常会感到愤怒和易怒。事实上，有时候抑郁更像是愤怒，而不是悲伤。最重要的是要记住，你的情绪为你提供了应该如何应对的重要线索。

很多青少年在度过煎熬的一天之后会对他们的父母大发雷霆。说出你不想说的话会导致你失去对情绪的控制。你要做的第一件事就是原谅自己。同情自己并理解你在控制你的症状中起着重要作用。你可以修复你与父母的关系，但这需要你付出一些努力。

如果你感到心烦意乱，就从深呼吸开始，让你的情绪平静下来。找一个舒服的地方坐下来做深呼吸：吸气，从一数到四；屏住呼吸，从一数到四；呼气，从一数到四。这需要一些练习。做深呼吸时，在你的脑海中描绘出一个平静的地方是有帮助的。

一旦你平静下来，你就会回想你的行为，找到你与父母产生激烈争吵的原因。也许是在学校的时候你被某些事物触动了，并把它带回了家。就像看电影一样，把一天中的每个部分都在脑海中过一遍。从一天的起点开始，写下发生的事情以及你的感受。继续回忆一天中的下一个部分，再一次写下发生的事情和你的感受。当你找到触发点时，圈出它并在那里暂停，问自己以下几个问题：

- ✦ 为什么这个点会触发我？
- ✦ 我的第一反应是什么？
- ✦ 我是如何应对的？

在找到自己的触发点后，把一天中剩余时间发生的事情补齐。在和父母争吵之前发生了什么？你为什么要这么做？

现在你可以重写剧本了！你无法回到过去，无法改变你所说的和你所做的。但是当你冷静时，你可以思考发生了什么，并为下一次构建一个更圆满的结局。在剧本的最后几页里，填上你下次可以做的不同的事情。

在下面重写你的剧本：

_____

_____

_____

_____

_____

自己处理

如果想修复一段关系，就要从一个有意义的道歉开始。为了重建父母对你的信任，你需要为你在争吵中自己的角色承担责任，为你说过的话道歉，并谈谈为了在将来更好地处理冲突，目前付出了哪些努力。给父母看一看你的剧本，帮助他们理解你的出发点和你生气的原因。

反驳消极想法以应对挫败感

我的成绩很糟糕，我在演出中没有得到我想要的角色，我的

朋友总是忙得没有时间陪我。我觉得自己很失败。我应该做些什么？

要记住，你的抑郁症有时会欺骗你，这是十分重要的。

你可能会觉得一切都很糟糕，没有人再喜欢你了，或者你总是做出错误的决定。当你脑海中闪现的信息与实际情况不符时，这种现象被称为认知扭曲。换句话说，你的思维将现实重塑（扭曲）成它本来不存在的东西。

比如，你是校足球队的守门员，你的球队在一场重要的比赛中因为点球输了。有些抑郁症患者可能会想："我是最糟糕的，我毁了我的团队的一切。"这种认知扭曲被称为"黑白思维"。你无法缩小视野，只能看到大局。为了获得点球，你的球队可能打了两个加时赛。这意味着两队势均力敌，两队都同样努力。球队输了不是守门员的错——只是比赛是以这种方式结束的。

当你陷入消极思想的漩涡，感觉一切都很糟糕时，你可能在处理一种认知扭曲。你在你的大脑中把它当成了一次失败。

抓住每一个消极想法并尝试反驳，思考它并用一个现实的想法来回应。让消极的想法消失是没有用的，因为它已经占据了你的思想空间。但如果你倾听它，并以现实的想法回应，你就可以改变你的想法。

例如，消极的想法是："我科学考试考砸了，我这门课肯定不及格。"反驳的想法是："这次考试我没有考好，我一定更加努力学习来提高我的成绩。"

现在就可以尝试这个策略，选几个你想反驳的消极的想法练习一下吧。

_____

_____

_____

_____

_____

当你使用反驳策略时，倾听消极的想法是非常重要的。它是从哪里来的？它想告诉你什么？当你明白了消极想法的来源，你就可以开阔视野，放眼全局。

当你这样做的时候，你就可以创造出准确而现实的替代想法。

努力发现事物的积极面

和其他人比起来，我觉得自己毫无价值。我所有的朋友都做得很好。我怎样才能在学校获得存在感呢？

抑郁真的会影响你的自尊，高中生活也是如此。所有青少年都面临的巨大问题是如何应对不健康的攀比。由于社交媒体和在学校内外所承受的压力，很多青少年都在观察别人并想知道压力是如何积累的。

环顾四周，想知道他人在做什么是很自然的，即使是成年人也会这样做。思考你在做什么和你的同伴在做什么是成长的一部分。但是抑郁真的会影响你对自己所做事情的看法，而且不是以一种积极的方式。当一些青少年夸大自己的成就和能力以获得关注时，患有抑郁症的青少年倾向于做相反的事情。他们淡化自己的成就，只看到消极的一面，而看不到积极的一面。事实上，几乎每个人都有这两种倾向。

在你陷入你认为应该做的事情之前，停下来想想你已经在做的事情。有些事情你可能已经做得很好，但你只是忙着寻找消极的一面，而看不到积极的一面。

抑郁情绪倾向于让你寻找消极的一面，但它也有助于识别积极的一面。从你认为生活中需要改变的事情开始。这些是你的消极面。然后做几次深呼吸，想象有一天你自己走上讲台上领取毕业证书，然后想想你在这条路上做过的意义非凡的事情。这些都是你的积极面。你现在可能还没有毕业，但通过展望未来思考你的高中生涯可以帮助你突出那些积极的方面。

花点时间想想你生活中的积极面和消极面，把它们记录下来。

消极面:＿＿＿＿＿＿＿ 积极面:＿＿＿＿＿＿＿

＿＿＿＿＿＿＿　　　＿＿＿＿＿＿＿

＿＿＿＿＿＿＿　　　＿＿＿＿＿＿＿

＿＿＿＿＿＿＿　　　＿＿＿＿＿＿＿

＿＿＿＿＿＿＿　　　＿＿＿＿＿＿＿

小贴士

你的自尊心有时会下降是很正常的现象。要克服自尊心的下降，首先要承认它，然后思考可能存在的原因。专注于你的优势。你可以做困难的事情，即使它并不总是你感觉的那样。

重塑思想与抑郁抗争

为什么我总想放弃？事情对我来说困难吗？

韧性是克服障碍和应对挑战的能力。有些人可能看起来比其他人更有韧性，但每个人都可以培养韧性。当你抑郁时，你的大脑会给你发送很多负面的信息，你会觉得一切都是无法完成的，你只想放弃。你可以学会克服这些想法，在跌倒时让自己站起来，但这确实需要努力。你不能仅仅认为自己有韧性就可以办到，你必须努力。

重塑思想在很多情况下都是有益的。重塑意味着对事物有不同的表达。大家用这种方法来克服焦虑、集中注意力，克服那些消极的想法，或者让自己战胜挫折。不管一个人是否有抑郁症，他都会遇到一些障碍，经历挫折。有时候，当我们面对那些感觉非常困难或无法承受的事情时，就可能想放弃。这时你就应该重塑自己的思想，克服那些负面的声音，比如它会告诉你"你不能这样做"。

想象一下，在你的脑海中有一个声音"放弃吧"。它一直在告诉你应该放弃去做一些事情。为了消除这个声音，你要专注于克服阻碍自己前进的每一个障碍。这时你的意志力就会发挥作用。但事实是，当你情绪低落的时候，让你放弃的声音会远远大于让你克服困难的声音。而时间会重塑你的思想，改变这种状况。

重塑思想需要按照以下两个步骤进行。

1. **缓和**。这不仅能让你那些消极的想法消失，而且当你感到不知所措的时候，它也会帮助你。缓和下来，减少那种消极的

声音，你需要打破这个不好的循环。当出现这种状况的时候，

你可以站起来四处走动一下（比如散步、开合跳或者做一下

瑜伽），或者你也可以深呼吸或者冥想。用这些方法来缓解你

正在面临的紧张感。一旦让自己平静下来，并且能清晰地思

考问题，你就可以继续下一个步骤了。

2. **重构**。捕捉"放弃吧"这种消极的想法，并进行自我反思。

障碍到底是什么？你是不是觉得作业太多了，而完不成就会

落后别人？在你的大脑中插入一个不同的想法："这很难，我

不确定从哪里开始。但我以前也有过这样的感觉，我能够克

服它，所以我知道如果继续努力的话，我就一定能做到并且

得到别人的帮助。"

现在你来试试吧！

拖垮我的消极想法是：

_____

_____

_____

_____

缓和消极想法的办法是：

_____

_____

_____

_____

_____

我会将其重构为：

_____

_____

_____

_____

_____

通过视觉想象驱散压力

我父母做的每一件事都让我心烦，我怎样才能让他们不再烦我呢？

抑郁会降低你忍受挫折的能力，增加你的易怒情绪，其结果就是你可能会觉得你的父母每时每刻都在让你心烦。不管你是否相信，你的父母并不是想让你心烦，他们只是关心你。当你抑郁的时候，他们可能会不知所措。当这种情况发生时，父母经常会做一些事情，比如经常询问并且密切关注你，这都是预料之中的。

你可能会反应过度，因为你一直感觉很烦躁。你能做的最好的事情就是学会如何忽略那些不值得关注的"触发器"。当你爸爸问起学校的事情时，他并不是想惹恼你，他通常是因为关心你，想知道你在学校的状况。当你生气的时候，你有两个选择：可以跟他们争吵，也可以释放自己。你可以通过使用视觉想象的方法来释放自己。

视觉想象可以是一个强有力的工具，它能够处理一些可以叠加为大情绪的小压力。通过视觉意象，你可以在脑海中创造一些画面。闭上眼睛，想象当气球挣脱绳索飘上天空时，它看起来有多平静。起初，它似乎移动得很慢，慢得似乎可以抓住它。很快，它上升得越来越快，越来越高，直到你几乎看不见它。当你想象看着气球在你的脑海中飘走时，深吸一口气。

你可以用类似的画面来驱散你的压力。想想真的是你的父母让你心烦的吗？是父母的问题吗？是因为他们喜欢看你所有的帖子吗？是因为他们没有给你足够的个人空间吗？在这些气球里写下那些让你烦恼的事情（你的触发器）。现在，当你想象这些压力的时候，躺下来做一些深呼吸，让气球一个接一个地飞起来。

试着在学校里使用这个策略，因为压力每天都在发生。当你坐在书桌前或者午休的时候，你也可以使用视觉想象。

第 13 章

建立社交信心，回归朋友圈

写下你的故事与他人分享

只有我自己在应对抑郁症。我不能和朋友们谈论这件事，因为他们不理解我，并且觉得我在演戏。

抑郁症会让人感到被孤立，尤其是在青少年人群中经常被误解。让你认识的每一个人了解抑郁症是不公平的。尝试着向亲密的朋友倾诉。准备好剧本并提前练习会对你有所帮助。

即使你从来没有分享过你的经历，也尝试着记录，这是一种强有力的练习。它帮助你明白从哪里开始，你在哪里，你去向哪里。你很有可能花了一段时间才发现自己曾经抑郁过。理清你的故事可以帮助你明白如何通过一种有意义的方式和你的好朋友交谈。

详细地写下你的故事。你的症状是什么时候开始的？你是什么时候觉得自己需要帮助的？现在什么对你来说是有帮助的？

_____

_____

_____

_____

_____

既然已经讲完了你的故事，试着想出一个简短的版本。利用这些提示来练习告诉别人你的经历和感受。

✦ 我有抑郁症。我正通过外界帮助来学习如何应对它，但有时还会存在困难。

✦ 抑郁症好像：_____

✦ 最让我困扰的症状是：_____

✦ 有时抑郁症让我感到：_____

✦ 有些事情是有帮助的：_____

✦ 当我和你谈及这件事时，我希望你能：_____

既然剧本已经完成，那就开始在镜子前练习吧！这听起来很奇怪，但实际上它会帮助你在讲述困难的经历时获得自信。

控制社交媒体的使用时间

我忍不住就要浏览社交媒体，当我看到朋友们所做的一切时，我觉得自己像个失败者。我应该注销我的账号吗？

社交媒体十分复杂。一方面，你可以用它来联系其他有类似经历的青少年；另一方面，它也会让你感到被遗忘或孤立。你无法控制别人在社交媒体上做什么，但你可以控制自己如何使用它以及如何看待别人的帖子。

你知道可以在 Instagram 上设置时间限制，这样就不会浪费时间看别人发布的视频了吗？你可以通过手机上的设置或 App 中的设置实现。无论通过哪种方式，你都可以确保自己从社交媒体中得到健康的休息，减少被遗忘的感觉。

接下来的三天，记录你在社交媒体上花费的时间。

第一天	第二天	第三天
小时 / 分钟：	小时 / 分钟：	小时 / 分钟：
_____	_____	_____

探索模式。一天中你在浏览网页上花时间最多的是什么时候？

_____

_____

_____

_____

_____

现在，制订一个全新的精确的计划。

我会减少使用社交媒体时间：_____分钟 / 小时

我将利用我的手机或 App 设置通过这些健康的替代性活动来取代社交媒体活动：

_____

_____

_____

_____

如果我在社交媒体上看到一些让我感觉更糟的东西，我会向这些人寻求支持：

_____

_____

_____

_____

_____

小贴士

牢记，养成新习惯需要时间。在这个过程中，你应该时刻准备好克服困难，但要坚持、不放弃！

审核所发关于抑郁的帖子以免被伤害

当我发表关于抑郁的帖子时，朋友们说我"戏精"，这让我感觉更加糟糕。我应该制止他们吗？

这确实有点棘手。一些患有抑郁症的青少年在发布关于他们与抑郁病症抗争的帖子时得到了支持。但也有一些青少年患者在花太多时间浏览他们的互动信息时，他们会感觉到更加孤独。这个问题没有完美的答案。你真的需要考虑一下，当你发布帖子时，你希望得到什么样的支持，你实际得到了什么以及你的感受是什么。

青少年倾向于随意使用"戏精"这个词，而不考虑别人的感受。这是一个被滥用的词，足以伤害到那些在悬崖边挣扎的人。和你信任的人谈论你的抑郁是一种健康的方式。你付出越多，谈论就会变得更加容易。在社交媒体上分享可能会带来的问题是，

141

你可能有大量的粉丝，而他们中的许多人实际上并不是很了解你。他们可能不知道如何回复你的这些帖子，所以他们的反馈可能是开玩笑的话或翻白眼的表情。这两种反应都十分伤人。

一个明智的策略是，在你真正分享所写的内容之前，做一个"直觉审核"。换句话说，当你读出写下的内容时，你的直觉会告诉你是什么感觉？有时候，你在写一个帖子时有不错的感觉，但随后读一读就会觉得它存在问题。

在你发帖前，问自己以下几个问题：

✦ 我希望通过这篇帖子达到什么目的？

✦ 我在寻求帮助吗？

✦ 如果我得不到想要的帮助，我会有什么感觉？

✦ 这篇帖子可能会伤害他人或者让他人担心吗？

删减列表

你必须牢记你发布的所有内容都是公开和永久的。即使你有一个私人账户，你的帖子也只需要一个截屏就能出现在其他地方。拥有大量的粉丝是一件很有趣的事情，但是让你的粉丝只关注那些你在现实生活中认识的人是确保你的私人帖子只与朋友分享的好方法。

学会表达以解决与朋友的冲突

我的朋友总是在我背后和别人讲我告诉他的事情，但是我不想和他争吵。我可以假装什么都没有发生，单纯保持友谊以避免冲突吗？

如果这个朋友是你真正的好朋友，就值得与他谈一谈。你的朋友可能并不真正了解抑郁症以及它有多严重，或者你的朋友可能正在从其他人那里寻找答案。不管怎样，忽视这个问题都不会让它消失。

和朋友进行一次意义深刻的谈话且不发生争吵是可能的。当你学会了理解自己以及如何在不责备、不指责的情况下谈论自己的感受时，你就有了和朋友一起解决困难的方法。

当你和朋友进行一场不愉快的谈话时，你很难知道该说什么，这确实需要一些练习。所以，可以先请家长或其他成年人配合你进行角色扮演。这听起来可能很荒谬，但可以把它看作在为演讲或辩论做准备。不事先练习你是不会做那样的事的，对吧？当你处理冲突时也是一样的。当你进行角色扮演的时候，你可以尝试使用不同的单词和短语，直到你知道什么是有效的。下面是一些供你参考的例句。

"嘿，我知道我最近跟你说了一些关于我的抑郁症的事情，我希望你能理解，这些并不是要跟他人分享的。当别人开始问我问题，尤其是当我知道我没有告诉他们的时候，我感到十分不安。"

"如果你有疑问或者对你来说负担太重，你可以告诉我。这可以帮助我更好地讨论它，但我也可以告诉＿＿＿＿＿＿＿＿＿。"

"我们之前的友谊对我而言很重要。我信任你，这也是我跟你说的原因。请不要未经我同意就把我告诉你的事情告诉别人。"

在进行这类谈话时，保持冷静并尊重事实是很重要的。也许你的朋友告诉了其他人，但也有可能其他人是通过其他方式听说的。解决与朋友冲突的关键是开放和诚实的沟通。

签订保证协议以关注自己的感受

我觉得再也不能信任我妈了，当我与她分享我的困扰时，她会在她的群里分享。她在寻求帮助，但我讨厌这样。现在我感到十分孤独。

当感觉有人辜负了你的信任时，你的内心会十分受伤。当你觉得其他人在谈论你，或者对你的了解超过了你的舒适区时，你会更受伤——但这可能很难。

你的妈妈很有可能也会感到不知所措或不确定。她正在寻求朋友们的帮助。社交媒体和聊天群对父母来说是很好的资源，但这对你没有帮助。你现在不想让妈妈和别人分享你的个人信息，这是完全可以理解的。

你需要做的第一件事就是在平静的时候和妈妈进行一次坦诚的对话。专注在"我感觉"和其他"我"的表达上，这样她就不会觉得被攻击了。你可以这样说：

"当你在 Facebook 上和其他同学的妈妈聊我的事情时，我觉得＿＿＿＿＿＿＿＿＿＿＿＿＿＿＿＿＿＿＿＿＿＿＿＿＿＿＿"

"我担心其他同学的妈妈会＿＿＿＿＿＿＿＿＿＿＿＿＿＿＿＿＿"

"分享之前请先问问我的意见。"

这是你的部分，但你也得听听妈妈怎么说。给她一个机会，让她解释分享的原因，认真聆听她的理由。

这可能听起来很傻，但设定一些界限并把它们写下来可能对你们双方都有帮助。找一个你感觉平静的时间来谈论这个棘手的话题。如果你气汹汹地开始沟通，事情很可能很快就会失控。如果你等到自己冷静下来，有时间思考时，你就可以和妈妈分享你的感受，共同解决问题，而不会陷入责备或羞愧的境地。

用带"我"的句子（以"我感觉"或类似的结构）来开始对话，以关注你的感觉。一旦你表达了自己的感受并听取了妈妈的回应，建议你们签订一份协议。协议可能包括这样的声明。

我愿意让以下的人知道我目前的艰难：

_____

_____

_____

_____

_____

我不喜欢在群聊、社交媒体或其他在线论坛上分享关于我的故事。我同意你通过以下方式来寻求帮助：

+ 发短信；

+ 电话沟通；

+ 与人分享；

+ _____。

我保证，我不会使用社交媒体或通过群发消息来传递我对你或其他家庭成员不满的信息。如果我需要帮助或额外支持，我承诺通过以下方式沟通：

+ 面对面谈话；

+ 发短信；

+ 使用亲子日记；

与老师多沟通以获得帮助

当我没有完成作业，并且翘课的时候，我该怎么向老师寻求帮助呢？我怕他们会对我很失望。

老师都想帮助他们的学生。这里的问题是，你的老师可以了解到的只有你告诉他们的事情和你展现给他们的事情。如果你翘课、不做作业并且不让他们了解你发生了什么，他们可能就会认为你没有努力。你需要改变这种情况。

小贴士

你能做得最好的事情就是和老师进行面对面的沟通交流。这取决于事情的进展，你可能不得不与几位老师一起交流。在会议开始时，向老师诚实地说出你与抑郁症进行的斗争。告诉你的老师你做了哪些努力，然后解释一下你是如何得到帮助的。向老师询问，如果你想让事情回到正轨，你可以做些什么。如果有什么其他你不明白的地方，也要问清楚。

最重要的是，和你的老师一起制订一个赶上学习进度

的计划。在这一点上不要担心你的成绩，因为当你回到正
轨时，成绩会提高的。首先要做的就是学习你落下的课程，
制订一个切实可行的计划。

找寻战胜抑郁念头的救命绳

**我不敢告诉父母我是同性恋，因为我怕他们被吓到。我感到
内疚和羞愧。**

你现在可能真的感到孤独，尤其是在你的家里。如果同性恋
青少年群体得不到社会支持，他们可能就会产生焦虑、抑郁或者
自杀的念头。你现在能做的最好的事情就是找到支持你的人，看
看他们中是否有人能帮助你和父母进行沟通。

值得关注的是，你的恐惧是心中假设的。你认为你了解父母
的信仰和价值观，但他们可能会让你大吃一惊。在任何情况下，
你都不必单独处理这个问题。

首先在你的核心圈子里确定三到六人，这些人是你的救命
绳——当你落水时，他们会从船上扔一个救生圈给你。

我的核心圈子里可信任的人是：

1. _____
2. _____
3. _____
4. _____
5. _____
6. _____

接下来，后退一步，想想其他可能对你有利的资源。你们学校有心理辅导员吗？你们学校有同性恋—异性恋联盟或同性恋团体吗？网上论坛怎么样？有心理医生吗？

我可以依靠的社区资源有：

_____

_____

_____

_____

_____

最后，看看你的支持系统，想想你应该从哪里开始。如果你有心理治疗师，在治疗中谈谈你的感受是个好主意。你们可以一起经历不同的场景，甚至可以通过角色扮演来建立自信。

再看看你的核心圈子和社区资源。找出三个可以帮助你解决问题的人或小组。

1. _____

2. _____

3. _____

在你感到自信并且准备充分之前，你不需要进行这个对话。
你没有什么可内疚或羞愧的，即使你现在没有这种感觉。

第 14 章

战胜拖延，找回做事的动力

分解任务以改善拖延行为

我的成绩很差，但是我没有补救措施来提高成绩，我该怎么办？

抑郁会影响你的专注力、细心程度和记忆力，所以这些症状会影响你的学习成绩并不奇怪。抑郁还会引发睡眠问题，它会让你一直感到十分疲惫，并会降低你的积极性，这也是导致你精力匮乏的原因之一。

如果你的学习成绩突然下滑是由精力不足或者注意力不集中导致的，你就应该立刻告诉身边的成年人。这些消极症状正在影响你的健康生活能力，你需要一些额外的帮助。如果你已经得到了帮助，但是成绩仍然上下波动，那么是时候该制订计划了。

抑郁情绪十分强大，令人难以对付。这可能会导致拖延症，即一再推迟需要完成的事情。然而，这同时也变成了一个恶性循环。你感觉越糟，就拖得越久；你拖得越久，就感觉越糟，无限循环。

对于任何一名青少年来说，大量的课题研究和超负荷的作业都会让人感到厌烦。但如果你患有抑郁症，这些事情会让你彻底崩溃。学会把事情分解成可管理的小块，可以帮助你控制并逐步完成每一项任务。

重要的事情先做，一步一个脚印。

为了顺利完成任务，实施一个简单的计划。每完成一项任务，就给自己 10 分钟的休息时间。同时，在你学习的时候，吃些健康的零食并饮用足够的水。这里有一个让大量工作变得易于管理的例子。

✦ 浏览一遍所有的作业，写下你的作业任务。

✦ 找到包含多重任务的作业（比如数学问题或冗长的写作作业），分解它们。例如，如果你有 25 道数学题，依次分别做 10 道、10 道和 5 道。或者，如果你需要撰写一份实验室报告，从前言开始入手；休息后，再写步骤；再休息一下，接着完成其他部分。

✦ 把你的计划写在白板或纸上，这样便于边做边检查。

遵循"从最糟糕的开始"原则

看看你所有的任务，找出其中哪些是最困难的，哪些将花费最长的时间完成，暂时把这些任务放在一边。大家都喜欢从简单的部分入手，但这之后的一切都将要走上坡路。当你遵循"从最糟糕的开始"原则后，你会把最轻松的任务留到最后。到那时候，完成那些任务会非常轻松！

列出事项清单稳扎稳打

我现在没有动力去做任何事。我不累，只是不想付出努力而已。

缺乏动力是青少年抑郁的常见症状，它通常表现为对正常的活动失去兴趣。了解缺乏动力的原因对治疗抑郁症是非常重要的，因为你将能够有针对性地寻求帮助或制订一个计划来应对它。

当你逃避正常的日常活动时，你在学校就有可能会落后，错过那些可能会提升你情绪的活动。抑郁会让你觉得事情不值得付出努力，或者不能按计划完成。结果就是你最终只能躺在床上，避免出门接触外面的世界。一旦这种思维方式占据了主导地位，你就可能会越来越难去做那些曾经认为理所当然的事情，比如上学或和朋友出去玩。

把你一天中要做的事情分成很多小任务。一次完成一个可以帮助你重新形成习惯，一步一步向前走。不要在早晨醒来的时候感到迷茫，把要做的事情列一个简单的清单，列出那些你需要做的：

- ✦ 醒来；
- ✦ 吃早餐；
- ✦ 收拾背包；
- ✦ 洗澡；
- ✦ 刷牙；
- ✦ 吃点零食或午餐；
- ✦ 穿好衣服。

当你完成清单上的事情时，你会感觉出门更容易，因为每一步都是具体可行的。

运用时间表记录所做的事

我父母认为我参与各种活动会更好，但我总是精疲力竭，厌倦了做每件事。我怎么才能让他们停止对我施加压力呢？

　　很多青少年都在为找到正确的平衡而进行斗争。父母会很自然地认为，如果你让自己忙碌起来，就不会把所有的精力和重点都放在抑郁这件事情上。然而，分心是不会让抑郁消失的。有太多的活动会让你不得不把自己的症状放在一边，只需要在一天结束后再去处理它们。另一个极端情况是，每天躲在家里会产生社交孤立和孤独的风险。这里有一个中间地带，你所要做的就是找到它。

　　你可以做的一件事，就是和你的父母坐下来，看看你的时间表。白板日历是很方便的，因为它很容易进行事项的添加和删除。通过你的时间表，你可以找出什么应该删除以及什么应该保留。你也可以使用记事簿。数字日历在某些方面会更容易操作，但是前面所说的时间表可以帮助你（和你的父母）更好地了解你日常活动。

1. 在日历上填上你一个月之内所有的活动、家庭作业、考试、家庭承诺和其他责任。

2. 好好看看吧。你有足够的休息时间吗？你每天下午都很忙吗？你有时间社交吗？

3. 谈谈你不喜欢的、喜欢的还有热爱的。不喜欢的东西很容易从日历中去掉。如果你不喜欢一项活动，只是用它来打发时间，那对你来说就不是合适的活动。接下来是对你喜欢的东西和热爱的东西做出决定，哪些活动带给你最大的快乐，让你感到自信？这些都是你热爱的，是要继续保持下去的。剩下的就是你喜欢的了，有没有可以再保存一个月的东西？

4. 调整一下，尝试一个月的新的时间表，看看效果如何。

通过任务分解以实现目标

我的父母一直在无休止地谈论我将来上大学的事，这让我备感压力，更加沮丧。还没有找到未来生活方向的我该怎么办？

这是好消息吗？你说得对，你不必在高中就想清楚你的未来。这就是去上大学的目的！这是坏消息吗？你的父母也是对的。虽然大学才是你真正找寻未来发展方向的时期，但是在高中，集中精力努力学习对进入大学起着至关重要的作用。

请记住，没有一所大学是完美的。人们对常春藤盟校和其他一些知名学校很看重。但对你来说，最重要的是找到最适合你的学院或大学。要做到这一点，你需要努力学习，在你开始考虑就读什么院校的时候就进行长远规划。与此同时，设立小目标有助于你保持专注。

你知道人们每年一月都会坚持制订新年计划吗？随着时间的

推移，新年计划会让人感觉像压力锅，当人们试图完成计划时会产生压力。一个更好的主意是每月设立几个小目标。花几分钟思考一些小目标，这可以帮助你度过接下来的几个月。

把目标分解成更小的能真正帮助你专注于目标实现，这被称为基准。基准有点像标尺上的标记，用来衡量你的表现。要注意设定的目标需要具有现实性和可行性，这是非常重要的。

例如，我第一个月的目标：把西班牙语成绩从 C+ 提高到 B+。

基准一：每晚学习单词 10 分钟来提高记忆。

基准二：每晚和学习伙伴（面对面或在线）一起做作业。

基准三：周末利用 30 分钟复习每周的课程。

现在轮到你了！试着拿出至少一个目标来开始尝试。不一定非要是学术性的，它可以是任何你认为需要改进的事项。

第一个月的目标：＿＿＿＿＿＿＿＿＿＿＿＿＿＿＿＿＿＿＿

基准一：＿＿＿＿＿＿＿＿＿＿＿＿＿＿＿＿＿＿＿＿＿＿＿＿

基准二：＿＿＿＿＿＿＿＿＿＿＿＿＿＿＿＿＿＿＿＿＿＿＿＿

基准三：＿＿＿＿＿＿＿＿＿＿＿＿＿＿＿＿＿＿＿＿＿＿＿＿

检查：你完成目标了吗？　□完成了　□未完成

为什么顺利完成了目标？或者由于哪些原因导致没能实现目标？

_____

_____

_____

第二个月的目标：_____

基准一：_____

基准二：_____

基准三：_____

检查：你完成目标了吗？　□完成了　□未完成

为什么顺利完成了目标？或者由于哪些原因导致没能实现目标？

_____

_____

_____

第三个月的目标：_____

基准一：_____

基准二：_____

基准三：_____

检查：你完成目标了吗？　□完成了　□未完成

为什么顺利完成了目标？或者由于哪些原因导致的没能实现
目标？

_____

_____

_____

第 15 章

养成健康习惯，戒断成瘾

编制健康膳食计划以改善抑郁症状

我从来都不觉得饿。当我不想吃东西的时候，我怎样才能吃得健康呢？

食欲变化可能是抑郁症的症状之一，而且当你不觉得饿时，很难坚持正常的饮食习惯。当你感到心情低落或沮丧时，任何事情都会变得消极，这时你往往会吃得更少。

尽管吃可能是你最不想做的事情，但是在抑郁时期给你的大脑和身体补充能量尤其重要。营养均衡的正餐和零食可以帮助你改善情绪，使你的身体充满活力。这也与睡眠和锻炼有关。你的精力越充沛，你就越有可能进行日常锻炼，并在合理的时间入睡。这一切都相互联系。

设置进食提醒似乎有点奇怪，但有时人们需要有规律的提醒来照顾好自己。如果你拥有这项技能，你也可以用它来确保得到自己需要的食物以补充能量，在你的手机或手表上设置提醒，甚至在你的活页夹上写笔记来提醒为早餐、零食和午餐进行健康的选择。

你可以让你的父母帮助你在晚上把控正确的方向。别担心，你不必吃大餐。但是你确实需要为了充沛的精力和集中的注意力做好平衡的选择。

你也可以记下补充的笔记，让自己更清楚自己的选择。提醒要详细具体。你可以设置一个零食提醒，例如："该吃苹果啦！"这可以确保你吃健康的零食，而不是像薯片这样的垃圾食品。

尝试正念饮食。这意味着当你吃某些食物时，你要留意自己的感觉，以及吃完之后的感觉。是否有些食物会让你当时感觉不错，但之后就没那么好了？当你感到压力、悲伤、焦虑或沮丧时，你是否会去吃某些特定的食物？把这些食物记录下来，这样你就会记得只是偶尔吃一次。有没有什么食物能改善你的情绪或者补充能量？这些也要记录下来。最后，创建一个现实的健康饮食计划来作为指导。

让我崩溃的食物：

_____

_____

_____

_____

_____

让我兴奋的食物：

_____

_____

_____

_____

改善情绪的事物：

_____

_____

_____

_____

我的健康膳食计划如下。

我最喜欢的早餐是：

_____

_____

_____

_____

_____

零食选择：

_____

_____

_____

_____

边走边吃午餐：

_____

_____

_____

_____

晚餐能量饮料：

_____

_____

_____

_____

_____

制定睡眠时间表克服睡眠障碍

我早上不能按时起床，每天上学都迟到，这引起了我和妈妈的争吵。我能做些什么？

抑郁会导致睡眠问题。你可能入睡困难，半夜易醒，或者比平时嗜睡。青少年的大脑习惯于晚睡晚起，但是每天晚上仍然需要 9~10 个小时的睡眠时间。如果睡眠不足或睡眠过多会影响上学的状态、注意力集中程度以及参与正常活动的能力，抑郁可能就是其中的原因。

制定一个切合实际的睡眠时间表十分重要。专注于良好的睡眠习惯会帮助你按时起床并睡个好觉。

改变你的睡眠习惯需要时间。你的大脑不能在一个晚上就适应一个新的睡眠时间表。要有耐心。

有很多因素会妨碍你睡个好觉，它们被称为睡眠障碍。圈出以下任何一个影响你睡眠的障碍：

✦ 电话　　　✦ 压力　　　✦ 咖啡因

✦ 电视　　　✦ 家庭作业　　✦ 药物

✦ 笔记本电脑　✦ 运动　　　✦ 酒精或毒品

看看你圈起来的障碍。哪些是你能控制的？

_____

_____

_____

_____

_____

你能采取哪些措施来减少这些睡眠障碍的影响呢？

_____

_____

_____

_____

_____

　　你已经确定了自身可以克服的障碍。现在是时候设定一些睡眠目标了。

　　我现在睡觉的时间：_____

　　我想早些去睡觉的时间：_____

在睡前一小时可以让自己平静下来的 3~5 件事：

1. _____

2. _____

3. _____

4. _____

5. _____

如果我发现自己无法入睡，我可以从以下的事中挑一件做：

✦ 正念活动；

✦ 冥想；

✦ 倒数；

✦ 深呼吸；

✦ 阅读；

✦ 喝不含咖啡因的茶；

✦ 写日记。

睡眠小贴士

　　早睡的最好方法是每晚将你的就寝时间提前 10 分钟，直到你到达你的目标入睡时间。慢慢改变入睡时间可以帮助你的大脑适应新的时间表。

通过重启自我以缓解失眠

我的一个朋友告诉我，吃止咳药可以缓解失眠。这是真的吗?

有时人们会认为，服用会导致困倦（是"让你疲惫"的另一个说法）的药物是"无害的"，是治疗失眠（指入睡困难或睡不着）的一个好选择。你不应该自己决定是否服药。虽然你的朋友服用了一些没有明显副作用的药物，但并不意味着你也会有同样的效果。服用止咳药来促进睡眠并不是一个安全的选择。如果失眠已经妨碍到你上学和参加正常活动，需要请父母带你去看医生。

失眠是抑郁症的常见症状。人们通常认为失眠是在你试图入睡时产生的现象，但实际上还包括夜里容易醒来，并且难以再入睡。这导致了患有抑郁症的青少年经常感到疲惫，这使得他们很难保持活力。

药物治疗可能对你有所帮助，但是在没有医生监督的情况下不要开始或停止药物治疗。很多药物具有依赖性，也就是说你会对它们上瘾。好消息是，你可以不服用药物，通过一些改变就可以改善你的睡眠。

当你经常因为失眠而感到筋疲力尽时，很难再有动力去锻炼，但锻炼正是你所需要的。当你应对抑郁症时，做好这些基本项是非常重要的。这意味着你需要均衡膳食，每天坚持锻炼，每天喝

8~10 杯（每杯约 240 毫升）的水并且拥有规律的睡眠作息。

你不一定要跑 5000 米来获得健康的运动量。当你累了的时候，不要去想运动有多辛苦。刚开始的时候，先列出一张你可以尝试的、难度适中的运动清单。然后，一步一步来。第一周，坚持每天运动 20 分钟。下一周，再增加 5 分钟。

你也可以从散步开始，然后慢跑，最后跑步。下面是一些你可以尝试的锻炼方法：

+ 瑜伽（尝试一款 App，这样你就可以在舒适的房间里做瑜伽了）；

+ 骑自行车；

+ 遛狗（或与朋友或家人）；

+ 游泳；

+ 慢跑；

+ 根据自己的速度使用跑步机、椭圆机、划船机或其他有氧运动设备；

+ 在家里尝试一款健身 App；

+ 参加小组健身课程。

让朋友或家人一起帮助你制订计划来补充营养，增加运动量。当你按下健康选择的重启键时，有一个伙伴会很有帮助。

创建远离酒精的表情符号

上周末我和朋友们在聚会上喝酒。长期以来，这是我第一次把眼前的烦恼忘得一干二净。喝酒有这么大的作用吗？

简单回答：是的。除了可能会因为触犯法律而惹上大麻烦之外，酒精是一种众所周知的镇静剂，它可以减少包括大脑的中枢神经系统活动的物质。当你喝酒的时候会发生什么呢？

✦ 酒精会抑制大脑功能。

✦ 中枢神经系统功能逐渐衰弱，从而导致说话含糊不清、活动不稳定、存在感知问题以及反应迟钝的现象。

✦ 酒精会影响你的思考能力，从而削弱戒心（这会让你更有可能去冒不健康的风险），并影响你的判断能力。

✦ 大量饮酒会导致呼吸衰竭（没有足够的氧气进入你的血液）、昏迷甚至死亡。

✦ 当大量摄入酒精时，它可以起到镇静剂的作用（使你感到困倦）。

✦ 对青少年来说，喝酒会带来永久性的负面影响。饮酒会损害发育中青少年大脑的神经组织，从而影响注意力和理解能力。

底线：青少年可以消费的酒精没有"安全量"。酒精不仅会加重你的症状，降低你的身体机能，还会在你的大脑发育的重要时期造成损害。

破解密码

一些青少年尝试尼古丁、酒精和毒品已经不是什么大秘密了，你的父母可能很清楚这一点。这些物质对青少年来说都不安全，而且都存在长期的负面影响。这并不意味着你要躲在家里，避免所有的社交接触。尝试着和你的父母或者你信任的成年人谈一谈。创建一个"让我离开这儿"的暗号或表情符号，你可以发短信给你的父母、兄弟姐妹或者一个好朋友。如果你和你的父母都有一个"无须多问"的暗语，你会发现当你遇到棘手的问题时，会更容易寻得帮助。（提示：先把这条建议读给你的父母听，然后开始这段重要的谈话！）

通过从三个方面思考渡过困难期

我不喜欢治疗，因为过程十分困难。我总是以哭泣和感觉尴尬而收场。如何才能渡过这个难关？

你不是唯一认为治疗困难的人——你的想法是正确的。尤其对青少年来说，治疗是困难的。它有时会让人想哭，会让人感到尴尬。但要知道，你所感受到的一切都是正常的。

不要放弃。你能告诉心理治疗师的，都是他们以前没听过的。你是独一无二的，在压力和沮丧之下你拥有力量。你的心理治疗师可以帮助你利用这些力量来度过这段困难时期。

你一定要和你的心理治疗师谈谈你这周过得怎么样。试着从不同的角度看待所发生的事情。你们可以一起度过人生低谷期，也可以一起庆祝美好的时刻。这些都意义重大。

在你下一次与你的心理治疗师或学校心理辅导员见面之前，试着从三个方面思考。

本周我经历了三个触发点：

1. _____

2. _____

3. _____

本周发生了三件出人意料的事：

1. _____

2. _____

3. _____

本周有三件事我不确定如何处理：

1. _____

2. _____

3. _____

本周在处理这三件事时，我感到十分有信心：

1. _____

2. _____

3. _____

记住，对于抑郁症患者来说，关注小的方面是很重要的。如果你对这周的某个测试非常有信心，可以和你的心理医生分享一下。探索你的积极时刻有利于它们再次发生。

设置服用抗抑郁药物提醒

我觉得药物不起作用，可以停止服用吗？

不可以！首先，治疗抑郁症的药物需要一段时间才能在你的身体系统中形成并发挥作用。症状可能需要 4~6 周的时间才会开始好转。你正在服用的药物量（你的剂量）可能也需要调整。服用药物治疗抑郁症是一个非常重要的步骤，它需要耐心，并且需要你定期去找医生进行检查。

突然停止服药或不去看医生是非常不安全的。虽然抑郁症药物不会让人上瘾，但一旦几次没有服用或突然停止服用的话就会导致戒断症状，包括：

+ 类似流感的症状；

+ 头晕；

+ 恶心；

+ 极端疲劳和缺乏活力；

+ 不安。

你应该和医生一起商量一下，看看决定停止服用哪些治疗抑郁症的药物，医生会制订一个安全的计划，逐步减少服用的药物剂量。

小贴士

每天服药是非常重要的。青少年有时会搞错剂量，因为他们总是在忙碌，而抑郁会导致健忘。设置一个闹钟，让它提醒你服用药物，并使其成为你的一个习惯。当它成为你日常生活的一部分时，你会更容易记住这件事情。

创造自己的"咒语"度过至暗时刻

我担心我的大脑出了问题。我不能专注于任何事情，甚至是一部电影，而且我很难记住东西。

除了悲伤和绝望之外，抑郁症还包括其他许多症状。难以集中注意力、不够专注和失忆也会导致抑郁。没有两个人是完全相同的，你的症状可能和其他人不一样。

不能集中注意力或记不住事情都会让人感到特别害怕。缺乏睡眠或不良的饮食习惯会使这些症状恶化。因此，检查一下你的运动、睡眠和饮食计划来改善你的情绪是一个好主意。如果专注于这些，不能给你带来改善，你就应该去看医生了。当你沮丧的时候，看医生是一个好主意，因为你的症状会在没有警告的情况下改变或恶化。做个检查可以帮助排除导致这些症状的其他可能的原因，也会帮助你更好地找到治疗抑郁症的方法。

它有助于创造积极的暗示（那些你一遍又一遍地重复来激励你自己的话）可以帮助你克服这些令你困惑的感觉。比如，用"这是我的抑郁倾诉，我会没事的"的暗示提醒你自己，你可以渡过这个难关，有人愿意陪着你并向你伸出援手。重要的是要建立你自己的暗示，这样它就是你的语言和灵感。想出一些强有力的方法来帮助你度过那些艰难的时刻。当你感到情绪低落或有特定

的原因让你心烦意乱时，思考一下是会有帮助的。从那里开始，

随着你的行动调整它们。

我的"咒语"：

1. _____

2. _____

3. _____

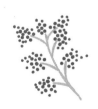

结 语

康复进行时

不管你是按照自己的方式完成了整个工作簿，还是仅仅尝试了几个练习刚刚要开始，你都应该鼓励一下自己，因为你已经朝着学习如何应对和管理你的抑郁症症状迈出了一大步。

克服抑郁症需要大量的努力和付出。一定会有几天你觉得一切都不奏效，这时你就会想要停止尝试你的策略。在那些日子里，向别人寻求帮助是非常重要的。有时你需要有人握住你的手，并提醒你，你可以克服这些艰难的事情。

要记住，最重要的是要注意你的思想和身体之间的联系。你的大脑正在通过你的身体向你传递重要信号。如果你又开始感到头痛，如果你无缘无故没有食欲，或者你只是睡不着，这些都是一些红色信号——你的身体想告诉你一些信息，千万不要忽视这些信息。告诉一个值得信任的人你发生了什么事情。当你学会倾听信息，并在感觉不舒服需要得到帮助时，练习自我护理。这是非常重要的，定期的自我护理会帮助你预防未来抑郁症的发作或减轻抑郁症症状。

抑郁会让你感到非常孤独，尤其是因为很多人都不理解它。你不可能一下子"振作起来"，而且你也肯定不是在"找乐子"或让生活"充满戏剧性"。你在处理一个医疗问题。尽管你可能会觉得孤立自己会让你远离别人的负面评论，但它只会让你的症状更加糟糕。你不应该试图独自处理这件事。如果没有一个支持你的人，你也没有可以求助的人，就继续去寻找，直到你找到一个可以帮助你度过这个困难时刻的人。

伴随着奋斗而来的是你对他人有更好的理解。你对周围人的同理心——你对他们感受的认同感——会随着你学会建立韧性和找到支持而大大增强。接受这种同理心，用它来帮助另一个需要帮助的人，现在你正走在治愈的道路上，你可以成为一个没有方向的人的支持者。

记住，要坚持学习，找到最适合自己的平衡点。生活不是一场比赛，你沿途拿了多少奖杯都无所谓。调整自己的步伐，振作起来。继续练习你的策略，创造一种适合你的生活方式。继续努力，当你这样做的时候，你就可以追逐并实现你的梦想，过健康快乐的生活。

The Depression Workbook for Teens: Tools to Improve Your Mood, Build Self-Esteem, and Stay Motivated

ISBN: 978-1-64152-577-0

Copyright ©2019 by Callisto Media, Inc.

Authorized Translation of the Edition Published by Callisto Media, Inc.

Simplified Chinese rights arranged with Big Sky Publishing Pty Ltd. through Big Apple Agency, Inc.

Simplified Chinese version © 2021 by China Renmin University Press.

北京阅想时代文化发展有限责任公司为中国人民大学出版社有限公司下属的商业新知事业部，致力于经管类优秀出版物（外版书为主）的策划及出版，主要涉及经济管理、金融、投资理财、心理学、成功励志、生活等出版领域，下设"阅想·商业""阅想·财富""阅想·新知""阅想·心理""阅想·生活"以及"阅想·人文"等多条产品线，致力于为国内商业人士提供涵盖先进、前沿的管理理念和思想的专业类图书和趋势类图书，同时也为满足商业人士的内心诉求，打造一系列提倡心理和生活健康的心理学图书和生活管理类图书。

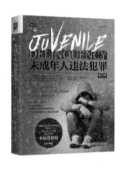

《未成年人违法犯罪（第 10 版）》

- 中国预防青少年犯罪研究会副会长、中国人民公安大学博士生导师李玫瑾教授作序推荐。
- 一部关于美国未成年人违法犯罪预防、少年司法实践和少年矫治的经典力作。
- 面对未成年人违法犯罪，我们只能未雨绸缪，借鉴国外司法和实践中的可取之处，尽可能地去帮助那些误入歧途迷失的孩子。

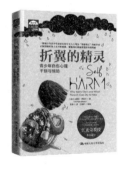

《折翼的精灵：青少年自伤心理干预与预防》

- 一部被自伤青少年的家长和专业人士誉为"指路明灯"的指导书，正视和倾听孩子无声的呐喊，帮助他们彻底摆脱自伤的阴霾。
- 华中师大江光荣教授、清华大学刘丹教授、北京大学徐凯文教授、华中师大任志洪教授、中国社会工作联合会心理健康工作委员会常务理事张久祥、陕西省儿童心理学会会长周苏鹏倾情推荐。